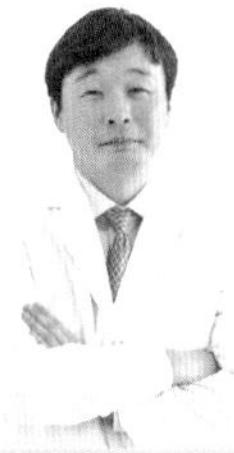

附把病吃好的10天生酮食譜

讓體脂肪及癌細胞消失的生酮飲食

只要多吃好肉及大量蔬菜、菇類，讓體內生酮，
再難治的病都有康復機會

東京NAGUMO診所・
抗老化門診外聘主任醫師 齋藤糧三 著 葉廷昭 譯

吃得越飽，脂肪燃燒得越快！

什麼是生酮飲食法？

限制醣分攝取，遵從法則吸收人體必要營養，即可啟動「酮體回路」燃燒脂肪。
生酮飲食法以最新的營養學為基礎，不但能瘦身，也是能抗癌的健康飲食法！
※本書將酮體的形成途徑稱為「酮體回路」。

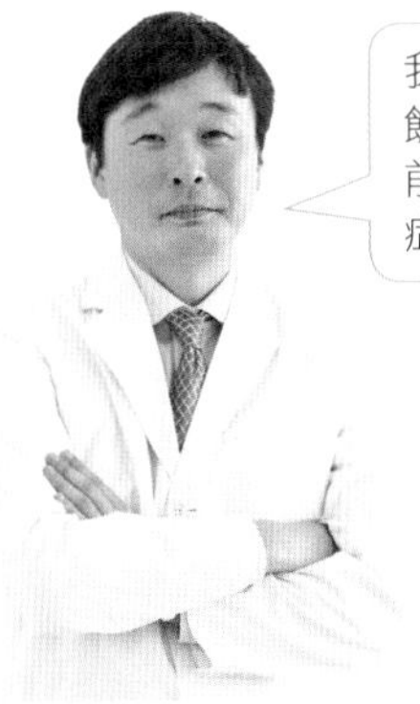

我本人也實踐了生酮飲食法！在撰寫本書前，我也稍微有代謝症候群的傾向。

齋藤糧三
1973 年生，醫師，
身高 168 公分。

讓身體生酮的 4 大法則

法則 1
限制醣分！

法則 2
確實攝取蛋白質！

法則 3
大量攝取食物纖維和礦物質！

法則 4
每天攝取 1 小匙的 Omega-3 脂肪酸。

詳情請見 P146

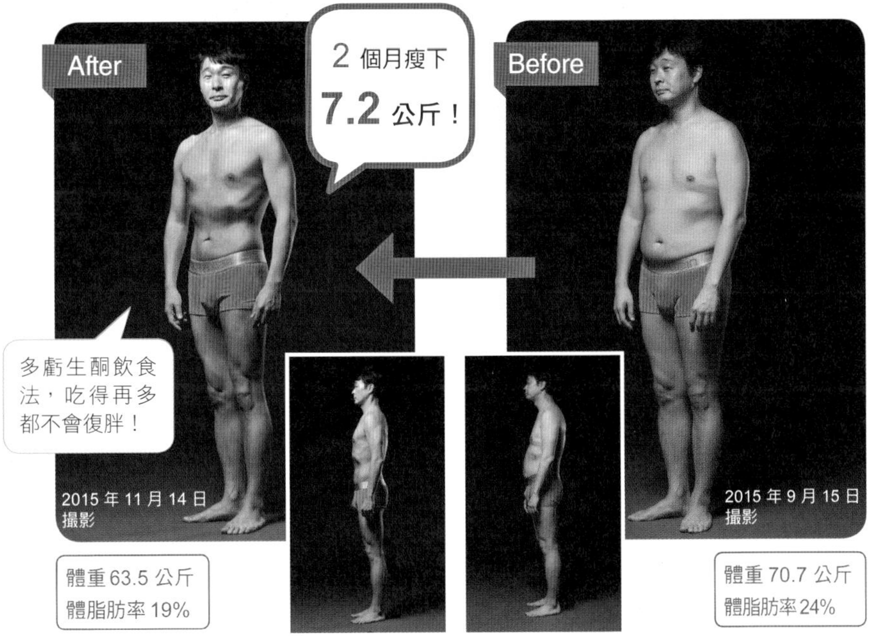

2 個月瘦下

多虧生酮飲食法，吃得再多都不會復胖！
2015 年 11 月 14 日
2015 年 9 月 15 日
體重 63.5 公斤
體脂肪率 19%
體重 70.7 公斤
體脂肪率 24%

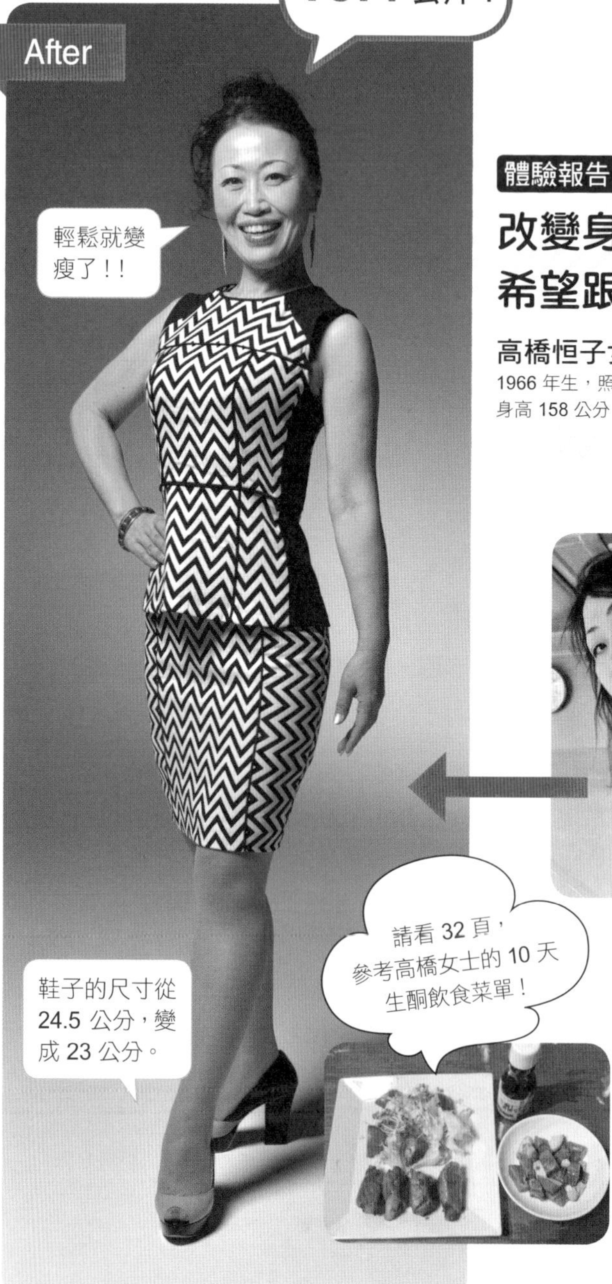
減去
13.4 公斤！
After
輕鬆就變瘦了！！
鞋子的尺寸從24.5 公分，變成 23 公分。

體驗報告 1 （見 P28）

改變身心的喜悅，希望跟各位一起分享！

高橋恒子女士

1966 年生，照護支援專員，
身高 158 公分。

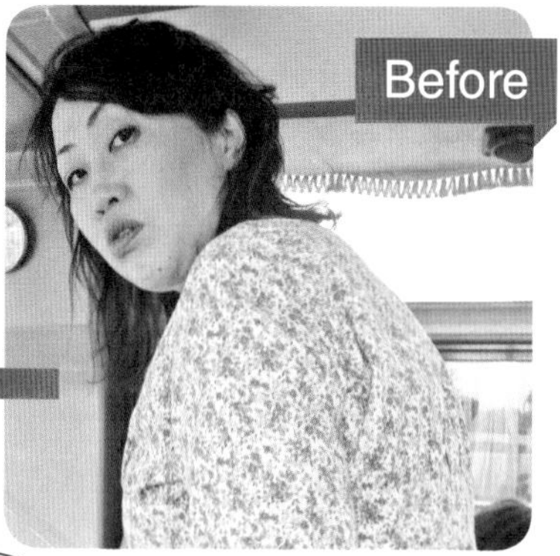
Before

請看 32 頁，
參考高橋女士的 10 天
生酮飲食菜單！

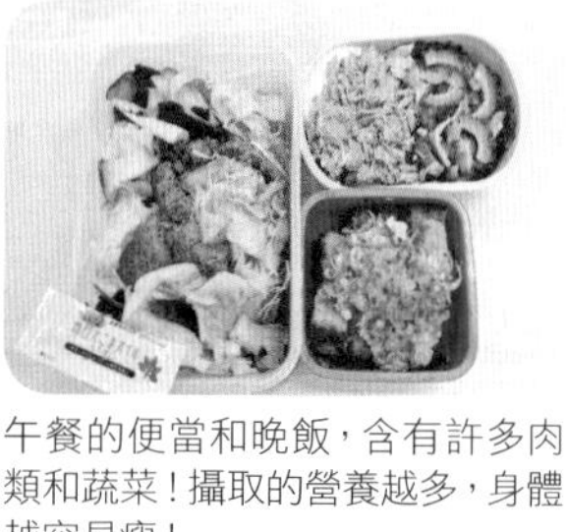

午餐的便當和晚飯，含有許多肉類和蔬菜！攝取的營養越多，身體越容易瘦！

食量不減，短期內卻瘦了這麼多！

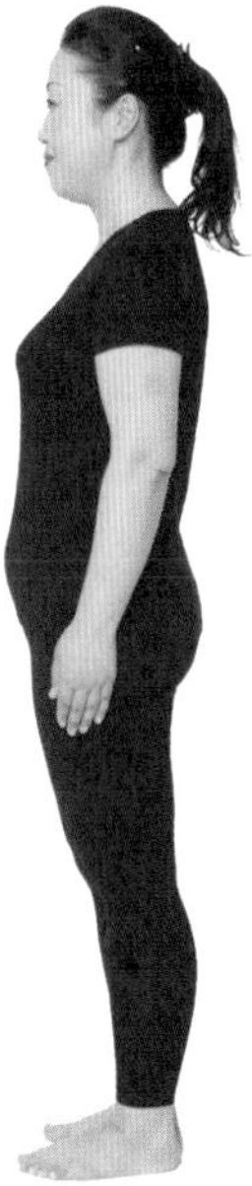

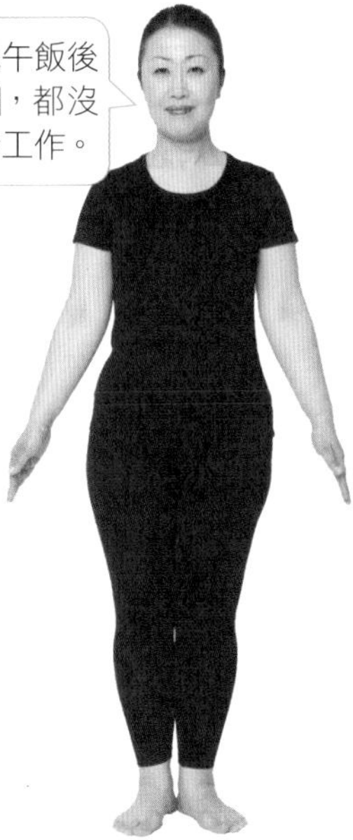

吃完午飯後
很睏，都沒
心情工作。

Before

胸圍：92 公分
下胸圍：77 公分
上臂：30.5 公分
上腰圍：76 公分
下腰圍：87 公分
臀圍：100 公分
大腿：59 公分
小腿：39.2 公分

體重 64.3 公斤
體脂肪率 36.2%

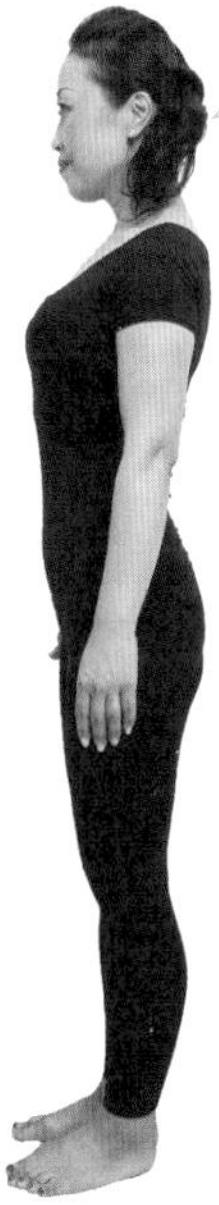

頭髮量也增
加了！

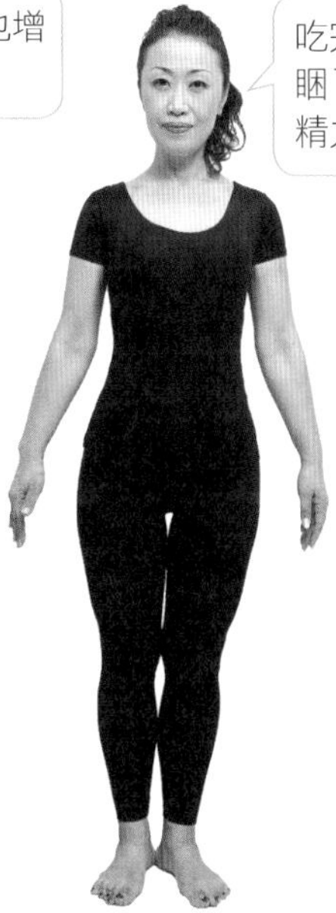

吃完以後不
睏了，永遠
精力充沛！

After

胸圍：84.2 公分
下胸圍：72.5 公分
上臂：25.6 公分
上腰圍：65.9 公分
下腰圍：71.9 公分
臀圍：88 公分
大腿：46 公分
小腿：35 公分

體重 50.9 公斤
體脂肪率 20.6%

＊照片出自集英社「My Age」

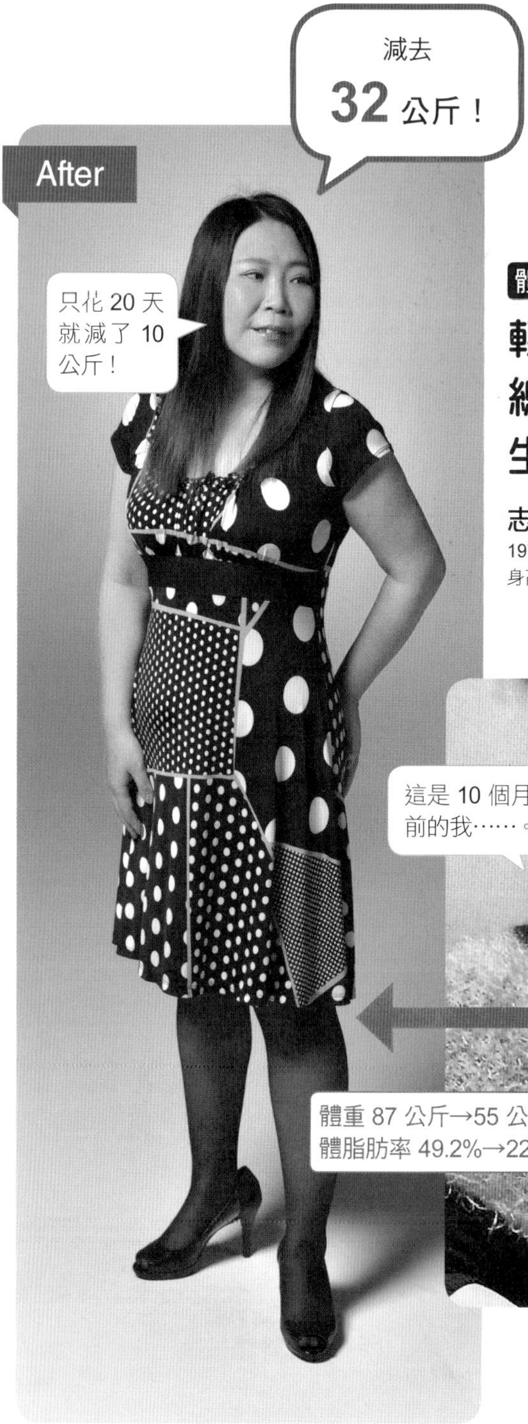
減去
32 公斤！
After
只花 20 天
就減了 10
公斤！

體驗報告 2 （見 P36）

輕鬆持續10個月，總共減去32公斤！生酮飲食威力驚人！

志賀詩江女士

1970 年生，上班族，
身高 154 公分。

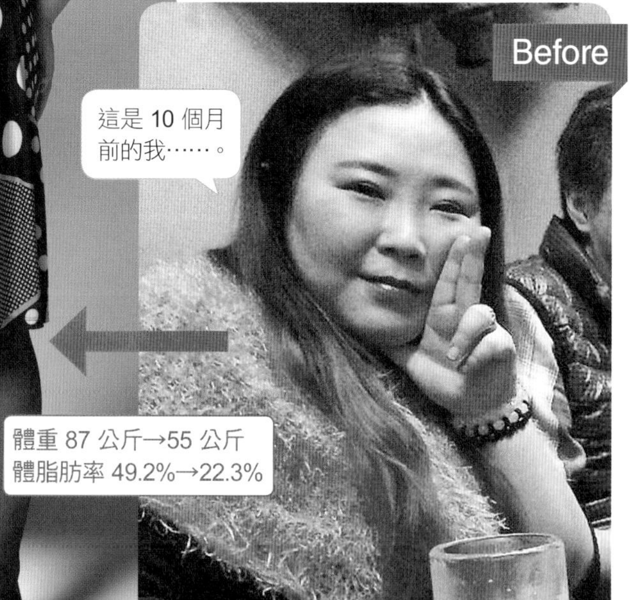
Before
這是 10 個月
前的我⋯⋯。
體重 87 公斤→55 公斤
體脂肪率 49.2%→22.3%

減去
16.3 公斤！

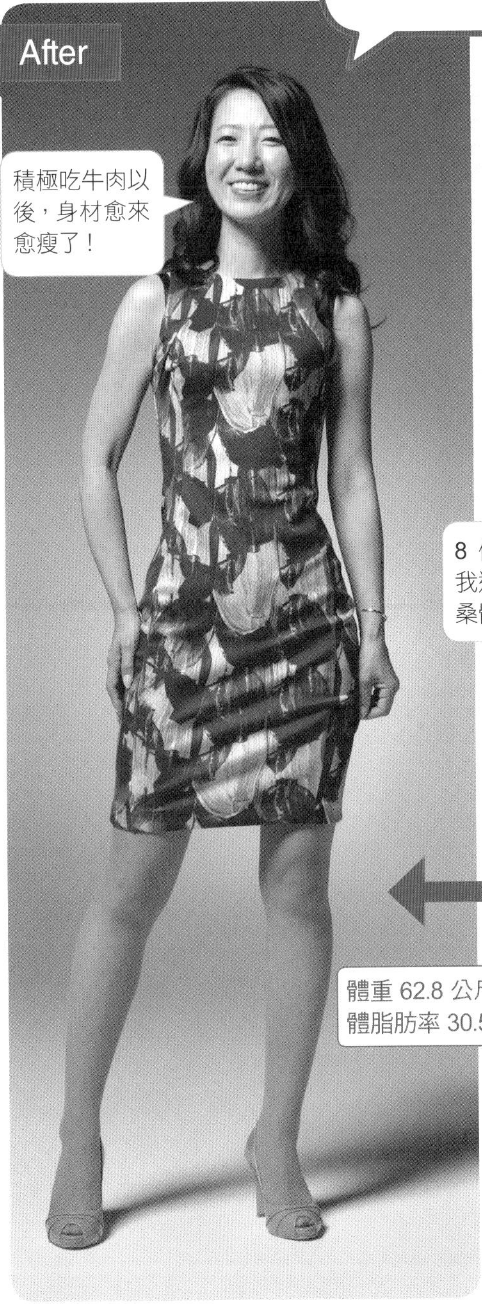
After
積極吃牛肉以後，身材愈來愈瘦了！

體驗報告 3 （見 P40）

成功減去16公斤，貧血也改善了！

橋本佳代女士

1975 年生，珠寶專業顧問，
身高 165 公分。

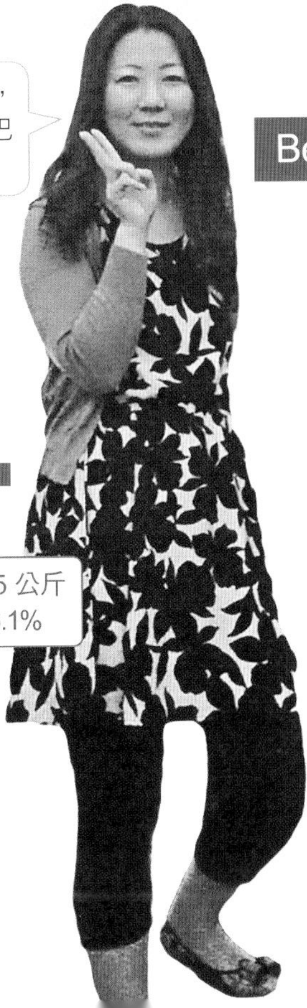
8 個月前，我還是歐巴桑體型。
Before

體重 62.8 公斤→46.5 公斤
體脂肪率 30.5%→16.1%

減去
9.2 公斤！
After
身體瘦了，
肌膚也變得
有光澤！

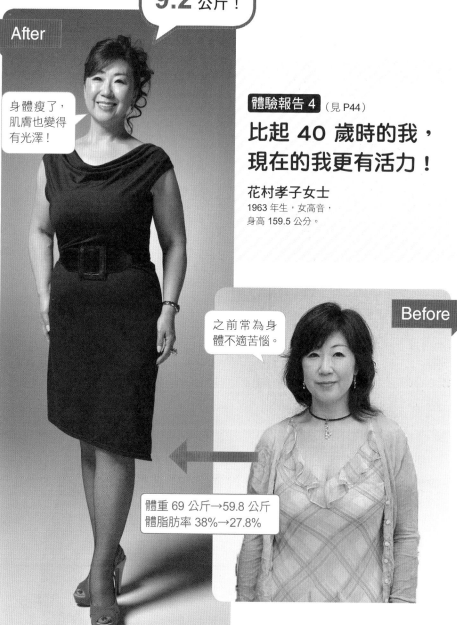

體驗報告 4 （見 P44）

比起 40 歲時的我，現在的我更有活力！

花村孝子女士

1963 年生，女高音，
身高 159.5 公分。

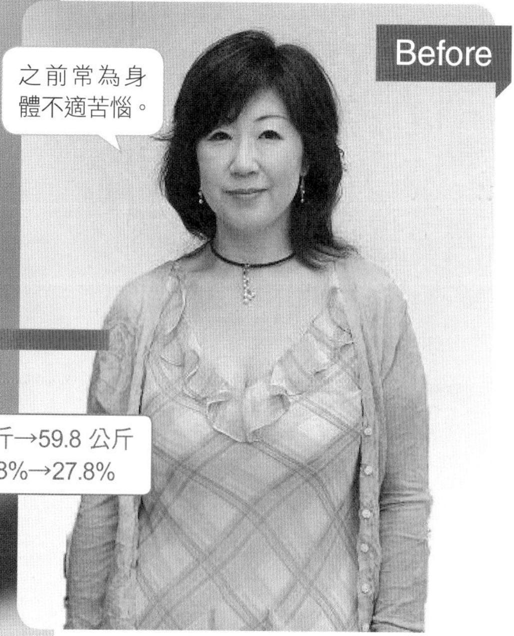

之前常為身
體不適苦惱。
體重 69 公斤→59.8 公斤

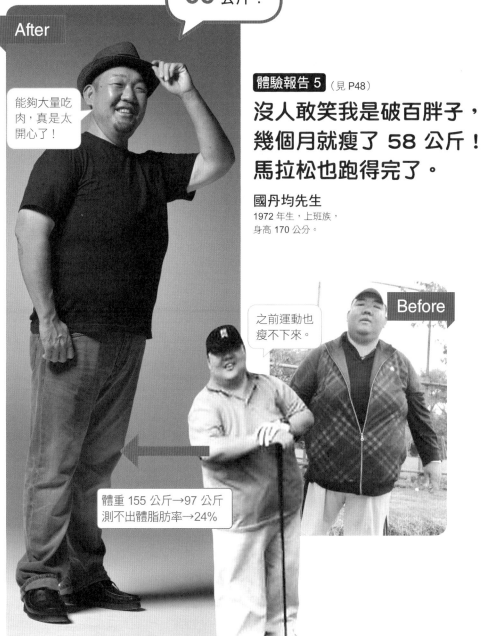

減去

After
能夠大量吃
肉，真是太
開心了！
體重 155 公斤→97 公斤
測不出體脂肪率→24%

體驗報告 5 （見 P48）

沒人敢笑我是破百胖子，幾個月就瘦了 58 公斤！馬拉松也跑得完了。

國丹均先生

1972 年生，上班族，
身高 170 公分。

Before
之前運動也
瘦不下來。

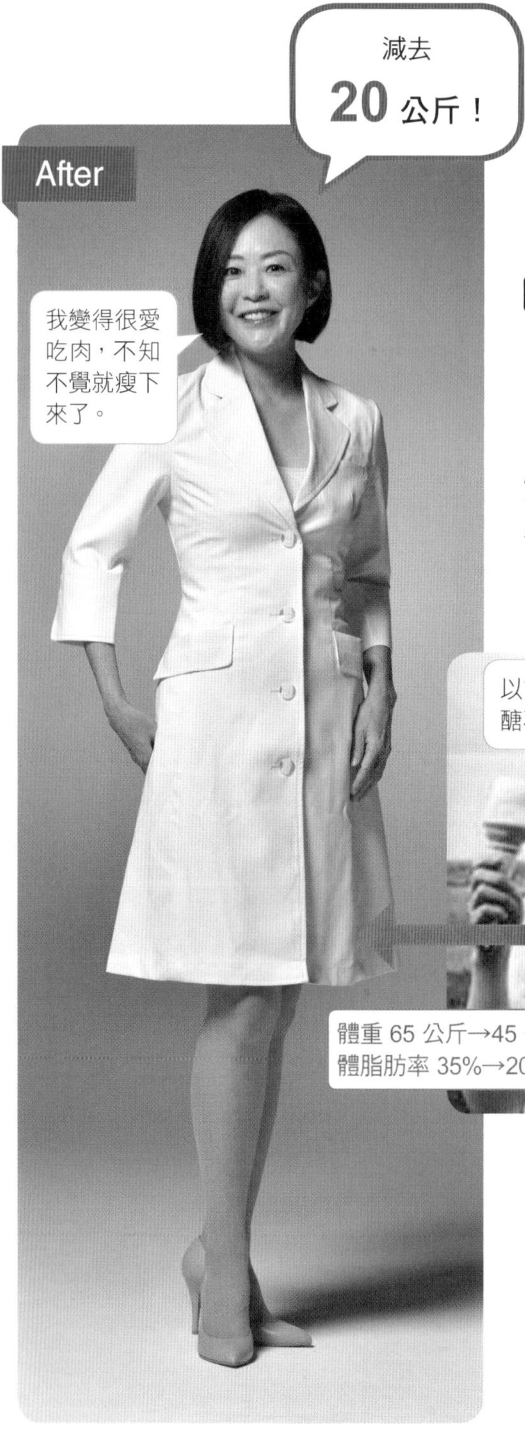
減去
20 公斤！
After
我變得很愛吃肉，不知不覺就瘦下來了。

體驗報告 6 （見 P52）

無意間實踐的吃肉減肥法，原來就是生酮飲食！

麻生怜未女士

1964 年生，管理營養師，
身高 160 公分。

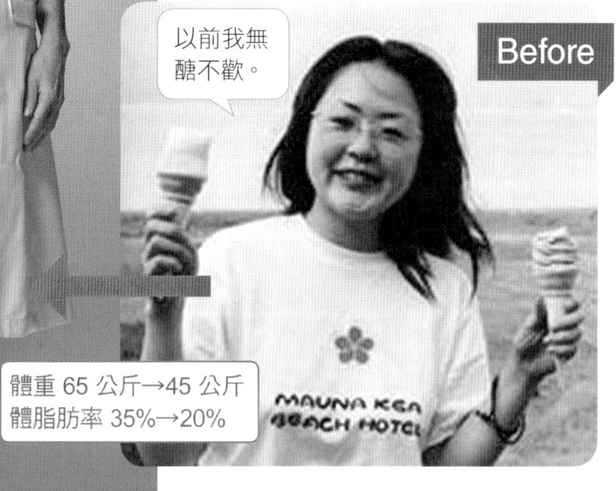
以前我無醣不歡。
Before
體重 65 公斤→45 公斤
體脂肪率 35%→20%
MAUNA KEA
BEACH HOTEL

CHAPTER 3

現代人都醣中毒了！米飯、麵包、甜食等是主因

CHAPTER 4

吃肉為什麼能瘦，甚至抗癌？關鍵在於「酮體」

CHAPTER 5

不必節食或戒酒，生酮飲食這樣吃最有效！

CHAPTER 6

外食、自炊都適用，生酮飲食技巧大公開！

CHAPTER 7

關於生酮飲食，所有迷思一次解答！

推薦序

健康且可持續一輩子的「生酮飲食法」

很高興看到采實文化出版《讓體脂肪及癌細胞消失的生酮飲食》。這本書跟我過去閱讀過的低醣生酮書有幾點不同，跟大家分享，包括：

❶本書特別製作精美的彩色內頁，由作者帶領六位生酮飲食實踐者現身說法，讓大家看到執行生酮前後的體型、氣色的差別，非常有激勵作用！此外，他們也分享了開始生酮飲食後的體會，不僅人變瘦且精神也變好了，我個人及許多台灣網友都有相同的經驗！

❷生酮飲食的推廣及實踐，必須靠團體的力量。作者身為醫師，更創立了「日本功能性減重協會」來推廣生酮飲食。也舉辦「生酮飲食顧問養成座談會」，受講生將近四百人，獲得認證資格的更有一百二十人以上。這是未來在台灣推廣低醣生酮飲食的典範。

❸雖然政府、醫界及營養學界都對低醣生酮飲食有很多負面意見，但是好的飲食法是不會被埋沒的！在日本，臉書的限醣生酮社團持續蓬勃發展，日本「限醣」臉書社團創立未滿兩年，會員人數就已破萬。在台灣，我所熟悉的低醣生酮臉書支持團體有：「酮好」、「Love Bulletproof Diet 就是愛防彈飲食」（要加入請先私訊「吳品靜」），及「食食灶咖」等，都是其中的佼佼者。社團內有許多熱心的低醣生酮飲食實踐者，互通有無，互相扶持，讓生酮飲食能夠內化深入到生活中。

我常開玩笑說，你一旦享受到它的好處，感覺到生活品質的提升後，就再也回不去了。這不只是一時的風潮時尚，而是健康且可持續一輩子的飲食方式！本書中還有許多生酮飲食的資訊，能幫助讀者入門及解惑。我也強力建議所有有興趣的讀者加入我在上述第三點中介紹的低醣生酮臉書社團，你會有許多意想不到的收穫！

壢新醫院影像醫學科主任　**郭葉璘**

前言
瘦身、抗老，甚至能防癌的生酮飲食

為何我要推薦「生酮飲食法」？聽到「生酮飲食法」，也許有的讀者以為這本書是在推薦輕鬆、速效的特殊減肥法吧？很遺憾，這個推測並不正確。

因為，「生酮飲食法」堪稱正確無比的飲食新主流。所謂的「生酮飲食法」是指限制醣分攝取，並積極吸收優良蛋白質等營養素的飲食法。不僅健康有效，又能在短時間內變瘦，是真正該推崇的瘦身法。

「生酮」意指「酮體生成」的意思。這是藉由全新營養學所架構的飲食方法，促進酮體生成的代謝機構，來分解和利用中性脂肪。然後，確實獲得美麗與健康的身體！

詳情容我稍後表述，為何我這個醫師要推薦「生酮飲食法」？在此，我先告訴大家理由。

現代人攝取的蛋白質太少了。由於蛋白質攝取不足，人們罹患了各式各樣的疾病。我專攻的是營養療法（機能性醫學）。對於那些蛋白質不足的患者，我總是苦口婆心勸他們多吃優質肉類或魚類，此外，雞蛋也是良性蛋白質的來源，應該每天食用。

不過，我對自己進行食物過敏性檢查，發現我對雞蛋的過敏性反應極高。我不懂，明明沒有任何症狀，哪來的過敏呢？雞蛋是我從小就在食用的食物，我也幾乎沒發現自己有任何症狀。後來我試著改掉吃蛋的習慣，很快就發現自己身上的過敏症狀是怎麼一回事了。

首先最顯而易見的是，自從我不吃雞蛋以後，只有早上會排便一次。過去我的飲食生活總少不了蛋，吃牛肉蓋飯和拉麵一定要加蛋。吃完加蛋的餐點，我一定會在飯後兩小時以內排便。而且就跟火山爆發一樣，一發不可收拾。其實，純粹是因為過敏導致腹瀉罷了。

於是我改吃肉類來增進蛋白質攝取，不再嗜吃雞蛋了。如果我早三十年想通，可能就有不一樣的人生了。

肉類是非常優良的蛋白質來源，我就是從那時候開始探究肉類的知識。

人類自古以肉為主食，吃米飯的時間並不長

同時，我身為一位研究抗老化的醫師，常去美國參加研討會，前往當地有名的牛排館用餐也是我的習慣。自從少吃雞蛋後，我對肉類愈來愈情有獨鍾。不可思議的是，我長年享用高卡路里的牛排，身體始終保持在最佳狀態，不易生病，體重也沒有增加的跡象。

「機能性醫學會（The Institute for Functional Medicine）」，是美國的一個健康學會，我在二〇一四年取得該會的認證醫師資格。何謂機能性醫學呢？簡單說就是「從根本治療日常疾病」的醫學。

機能性醫學的理論認為，**生病的原因有九成來自生活環境**。改善病人的飲食生活，徹底根治症狀是機能性醫學的目標。

我深受這種觀念吸引，從二〇〇七年就參加機能性醫學會的認證醫師計劃

了。我在該會中接觸了羅倫・高汀醫師的「石器時代減肥法（又稱原始人減肥法或肉食減肥法）」。

在人類歷史中，農耕是近期（約一萬年前）的產物。人類有很長一段時間（約兩百五十萬年）是狩獵採集民族，以穀物為主食的歷史並不長。

高汀醫師認為，人類還殘留肉食動物的特徵，極力限制醣分攝取的飲食生活，反而比較適合現代人。

這位醫師在美國吹起了一股肉食減肥風潮，我參加他的演講後確信，一般人常對乳製品和雞蛋有過敏反應，對肉類卻幾乎沒有相同現象，無疑是飲食歷史的影響所致。

另一方面，日本研究「限醣」的先驅，是京都高雄醫院的江部康二醫師、東海大學名譽教授大櫛陽一先生、日本醫科大學尖端醫學研究所的太田成南先生。他們率先活用限醣飲食法，來治療糖尿病和葡萄糖耐受不良的患者。

北里大學北里研究所醫院的山田悟醫師，也是日本糖尿病學會的專科醫師和研修指導醫師。身為一位治療糖尿病的專家，他從大量的數據中證明，嶄新的「限醣飲食法」確實有導入的價值。因此，在廣泛的領域中，限醣飲食法開始受到矚目。

我是在二〇一〇年參加大櫛先生的演講後，才開始接觸限醣飲食。演講的題目是「超低醣飲食的生理學」，當我看到資料上的數據顯示，一個人攝取了三十克的高卡奶油，血糖也完全沒有上升時，感到十分訝異。我這才知道，積極攝取脂肪的限醣飲食稱為「酮食」，過去也是一種治療癲癇的方法。

我開始思考，這不正是健康有效的瘦身方法嗎？

吃肉時搭配沙拉，有益瘦身

二〇一一年，東日本震災帶來了許多變化。

當時，國內的牧草受到放射性物質汙染。根據新聞報導，有些市售的肉牛，吃了被汙染的牧草。碰巧「DOCTORS RESTAURANT」餐廳也找我進行產品開發。我有一個很貪心的念頭，希望提出方案改善國人蛋白質攝取不足的

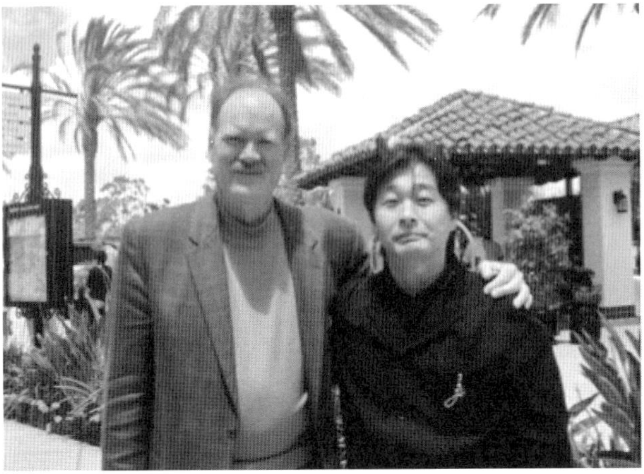

為確立和推廣「慢性病根本治療法」，傑弗里・布蘭德醫師創立了「機能性醫學會」，這是我跟他的合照。他的演講帶給我一連串的驚奇發現！

問題，並防範放射性物質的危害。

當然，國產的肉品無法使用，國人又還不適應海外的紅肉。所以我提出了在美國吃過的「乾燥熟成肉」，作為該餐廳的招牌菜色。

乾燥熟成肉在酵素催化下，肉質特別柔軟，胺基酸含量也增加了，吃起來非常美味。此外，還能享受黴菌帶來的各種熟成香味，相信大家一定會喜歡。

問題是，醫師可以叫大家多吃肉嗎？

我四處調查各類牛肉，終於找到紐西蘭產的牧草飼育牛。不僅富含有益健康的Omega-3脂肪酸，也比國產的肉品更加安全，這種食材正是最棒的蛋白質來源。

食用肉類必需搭配蔬菜，調整酸鹼平衡。因此我也建議該餐廳，提供客人無限食用的生菜沙拉。

那時候我還沒有確切的證據（當然後來驗證過了），我只是猜想肉類搭配沙拉的高卡路里飲食，吃了也許不見得會發胖，或許還有健康及瘦身效果。多吃肉類、少吃麵包和米飯，既不容易餓，又能降低飲食的含醣量。這樣的觀念，促成了日後的「生酮飲食法」。

生酮飲食不只能瘦身，還可抗老化

對於這種多吃肉就有可能健康的飲食法，順天堂大學研究所教授白澤卓二先生也深有同感。於是我們決定共同研究這個議題。

其後，加州大學舊金山分校的島津忠弘先生和艾利克・巴登先生，發表了生酮回路和活化長壽基因的相關論文。我十分篤定「生酮飲食法」能對現代人的健康貢獻一份心力（之後我會闡述生酮飲食法提升抗氧化能力的原理）。

到了二〇一三年，我和白澤卓二先生共同設立「一般社團法人日本功能性減重協會」，開創「生酮飲食顧問養成座談會（又稱生酮檢定）」教導大家正確的限醣飲食。

一般人常有一個誤解，這個協會並非教導瘦身法的機構。我的專業是「機能性醫學」，當中的精要則是「機能營養學」。換句話說，這是一種恢復人體原生機能的飲食法，大家是來跟我學習如何重拾健康的飲食生活，這才是所謂的生酮飲食法。

白澤先生和我將生酮飲食昇華為抗病及瘦身良方，以及提升抗氧化機能的「抗老化健康法」。

錯誤的限醣會消耗肌肉，傷害人體

二〇一二年到二〇一三年，是限醣減肥法最風行的時候，到處都有人使用排除碳水化合物的飲食方式瘦身。

大量攝取醣分是造成代謝症候群的元凶，我很慶幸大家注意到了這一點，但現代人一向缺乏蛋白質。他們不瞭解**一旦限制醣分攝取，身體會消耗肌肉等部位的蛋白質**，愈來愈多人開始實行低蛋白質的限醣飲食法。

我有一位朋友實行了這種危險的減肥法，他說自己感冒了一個月以上，那段時間是他人生中狀況最差的時候。我心想，這個問題不快點解決是不行的。

健康的成人用這種方法，可能還沒什麼大礙；但對老人或成長期的孩子，乃至懷孕的婦女和她們的後代，都會留下不好的影響。有鑒於此，我決定推出一本書，介紹「正確的限醣飲食法」。

二〇一六年二月，「生酮飲食顧問養成座談會」的受講生將近四百人，獲得認證資格的更有一百二十人以上。

除了一般的社會大眾，受講者也包含了醫療相關人士、營養師、體育訓練員、企業開發者、飲食業者、美容師等等。跟健康或瘦身有關的人士修習了這一門學問，「正確的限醣法」也得以流傳出去。

多吃肉為什麼會瘦，甚至抗癌？多吃肉如何重拾健康，讓外表更年輕呢？

本書將依序為各位解答。

第 1 章

真人實證！
不只變瘦，身體也變好了！

生酮飲食法不只有瘦身功效，還有其他抗病及良性效果。來看看這些實際體驗過的人就知道了。

一開始只以瘦身為目標的人，後來也很驚訝自己的身心變化。生酮飲食法究竟改變了什麼呢？我們請六位體驗者代表來告訴我們。

體驗報告1

改變身心的喜悅，希望跟各位一起分享！

高橋恒子女士：1966年生，照護支援專員

身高：158公分

體重：64．3↓50．9公斤

體脂肪率：36．2%↓20．6%

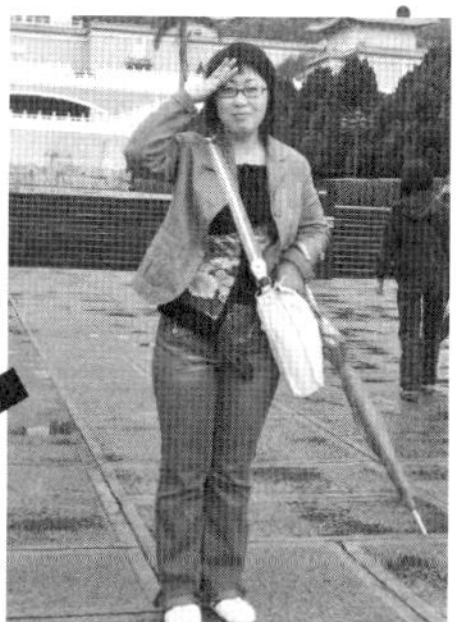

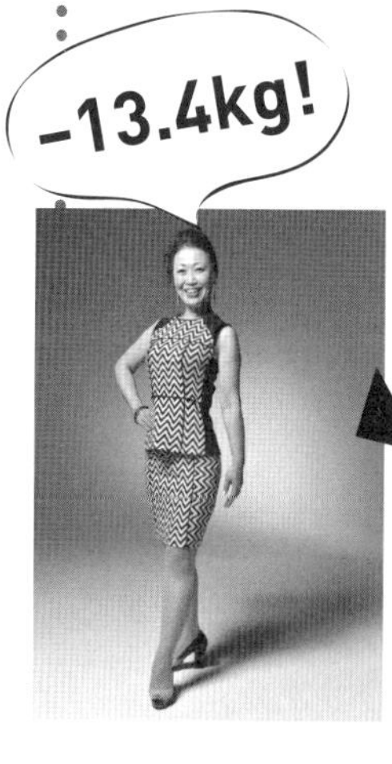

我是參加女性雜誌的減肥企劃，才接觸到生酮飲食法。聽說，那是一種用吃肉來減肥的方式，反正我也不太懂，就抱著半信半疑的心態參加了。

我二十多歲時體重還落在平均值，直到三十二歲生小孩，體重才慢慢增加。四十五歲時體重飆破六十公斤，我知道該有所改變，卻始終因循怠惰，無意間就胖到六十四・三公斤了。

過去我的食物主要是碳水化合物，很喜歡吃米飯和麵條。只有偶爾去吃燒肉時，會刻意吃肉。我很少吃油的食物，真不懂自己怎麼會變這麼胖。

選吃便宜的雞肉、豬肉、大豆製品

這個企劃的減肥期限是一個月，條件是積極攝取蛋白質，限制醣分。而且又不用在意卡路里，我真沒想到自己會在短期間內瘦下來。

我一開始心想，如果連家人的餐點也算下去，每天吃牛肉一定會破產。所以就購買了相對便宜的雞肉、豬肉、大豆製品。當我知道可以在各種食品上動巧思，執行生酮飲食也就別有樂趣，現在我依然維持這樣的飲食習慣。

變得不容易疲累

一個月的減肥期，我的體重少了約五・八公斤，體脂肪量也少了六・八公斤左右。這是指減去脂肪，沒有降低肌肉量的計算結果，我的腰圍少了十五公分，真是嚇了我一大跳，我都沒運動呢！這種減肥方式不必餓肚子，也就沒有太辛苦的感覺。由於我決定採用帶便當的方式執行生酮飲食，準備食物讓我的生活更忙碌，也更加充實有活力了。

這一個月裡，我最明顯的變化就是「不會疲累」。之前早上醒來時總是無精打采，上班也累到影響工作進度，現在的我變得精神百倍了。

至於明顯的身體變化，則是消除了水腫的症狀。以前我早上睡醒，手掌腫到連握拳都會感到疼痛，手背胖得跟小嬰兒一樣。如今手背開始浮現骨骼的形狀，腳也變小了。

原本掉髮嚴重，現在髮量增多了

除此之外，我的肌膚也變好了。以前皮膚很乾燥，這一個月來有稍微改善了，排便也變得更順暢，肩膀痠痛的症狀也不見了，短時間內發生這些變化，連我自己也難以置信。

透過這一個月來的體驗，我深感生酮飲食法是人生的至寶。後來，我採行較為和緩的生酮飲食，一有復胖跡象再嚴格執行，就這樣一直持續到現在。

最後，**我在半年內少了十公斤，體脂肪率也減到百分之二十五以下。一年多後的今天，我減了將近十四公斤，**還有人說我的體脂肪率是否太低呢。其實，這幾年我的掉髮問題很嚴重，我很在意髮量減少。現在我發現自己幾乎沒有掉髮，髮量也逐漸增多。這種減肥方式，讓我很期待自己的人生下半場。

高橋女士分享！10天生酮食譜大公開

	第一天	第二天
早餐	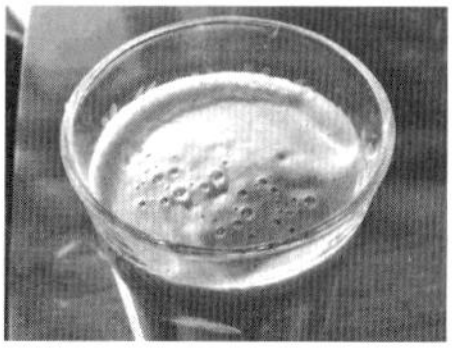 加入豆漿、酪梨、蔬菜汁、亞麻仁油的果昔	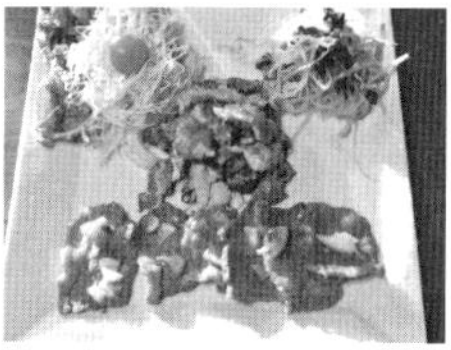 醃豆芽菜配蘿蔔嬰，雞蛋炒菠菜，檸檬鹽烤牛腿肉
中餐	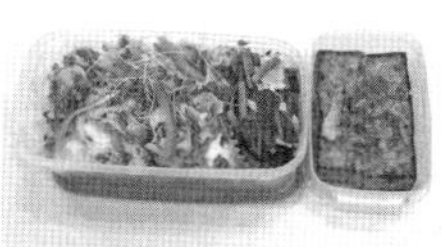 煎油豆腐，豬肉沙拉，香炒菠菜培根	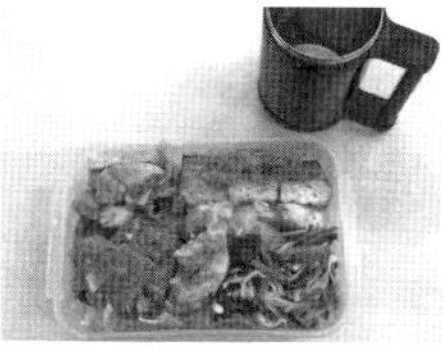 香炒牛肉和雞胸肉，煎蛋捲，煎油豆腐，醃菠菜配豆芽菜、咖啡
晚餐	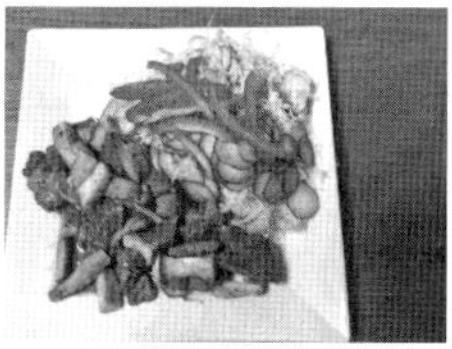 香炒豬里肌配杏鮑菇，加上高麗菜、小黃瓜、甜椒	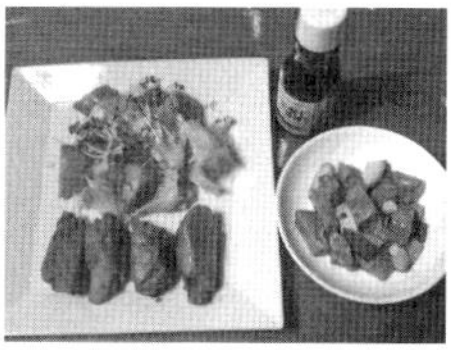 雞胸肉起司捲，酪梨配鮪魚沙拉
合計	・蛋白質：104.1 克 ・鈣：608 毫克 ・鎂：359 毫克 ・鉀：4178 毫克 ・鋅：16.4 毫克 ・食物纖維：18.6 克 ・醣質：41.8 克 ・Omega-3：3 克 ・水分：1.5 公升	・蛋白質：145.1 克 ・鈣：1022 毫克 ・鎂：327 毫克 ・鉀：4257 毫克 ・鋅：14.2 毫克 ・食物纖維：21.5 克 ・醣質：28.6 克 ・Omega-3：3 克 ・水分：1 公升

第五天	第四天	第三天	
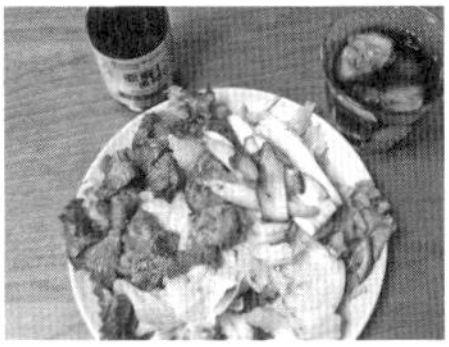 香炒牛肩里肌配杏鮑菇，沙拉，冰咖啡	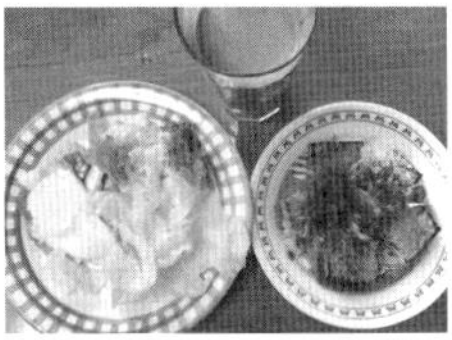 加入豆漿、酪梨、蔬菜汁的果昔，培根蛋配沙拉，煎油豆腐加生薑泥	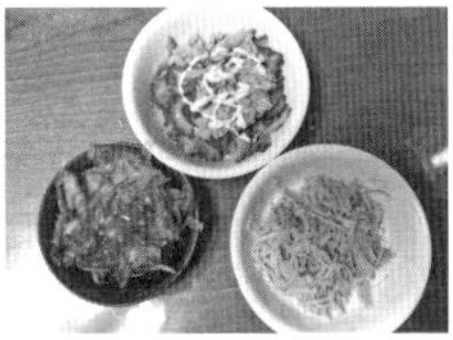 苦瓜配鮪魚沙拉，煎油豆腐，香炒奶油金針菇	早餐
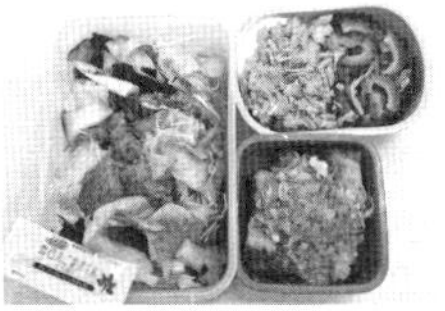 美乃滋佐鮪魚配苦瓜，煎油豆腐配蘘荷，香炒牛腿肉配杏鮑菇，酪梨沙拉	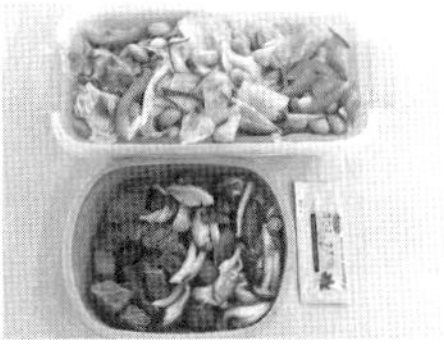 牛尾排配香菇，大豆配生菜沙拉	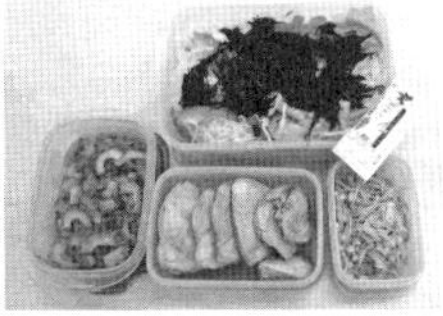 香炒雞胸肉，豆芽菜配魚卵，醃苦瓜，羊栖菜配生菜沙拉	中餐
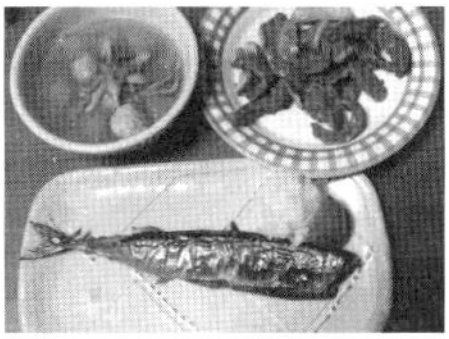 雞絞肉冬瓜湯，檸檬鹽烤雞心，烤秋刀魚	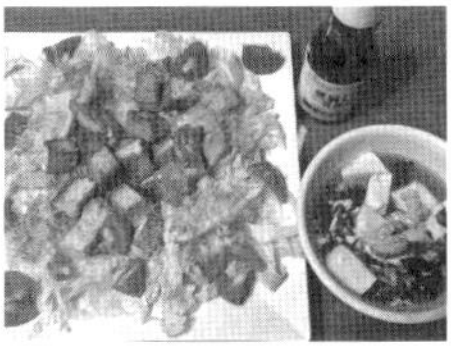 豬里肌炒油豆腐配沙拉，加入豆腐、豌豆、油豆腐的味噌湯	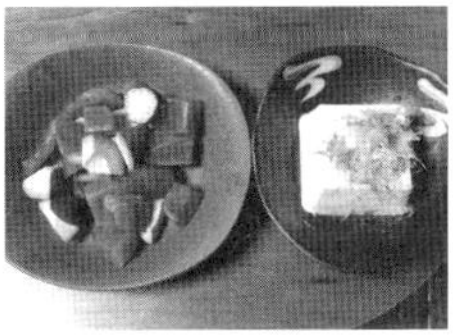 酪梨配鮪魚和小黃瓜生菜沙拉，冷豆腐	晚餐
・蛋白質：148.5 克 ・鈣：291 毫克 ・鎂：266 毫克 ・鉀：4338 毫克 ・鋅：22.2 毫克 ・食物纖維：16.4 克 ・醣質：32.8 克 ・Omega-3：6 克 ・水分：1.5 公升	・蛋白質：148.3 克 ・鈣：1232 毫克 ・鎂：518 毫克 ・鉀：5017 毫克 ・鋅：18.3 毫克 ・食物纖維：23.1 克 ・醣質：48.6 克 ・Omega-3：6 克 ・水分：1 公升	・蛋白質：130.6 克 ・鈣：645 毫克 ・鎂：422 毫克 ・鉀：4167 毫克 ・鋅：9.3 毫克 ・食物纖維：25.2 克 ・醣質：45 克 ・Omega-3：3 克 ・水分：1 公升	合計

第八天	第七天	第六天	
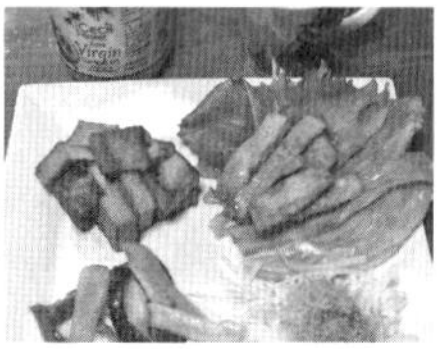 香炒豬里肌配甜椒，椰子油煎油豆腐，魩仔魚配白蘿蔔沙拉，咖啡	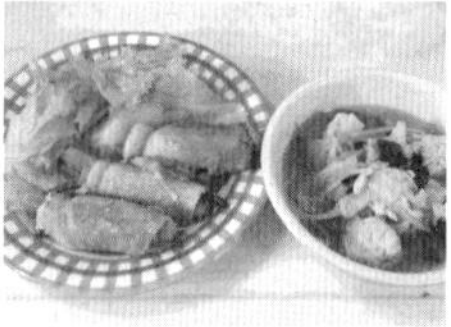 燙蔬菜肉捲配沙拉，雞絞肉豆芽菜湯	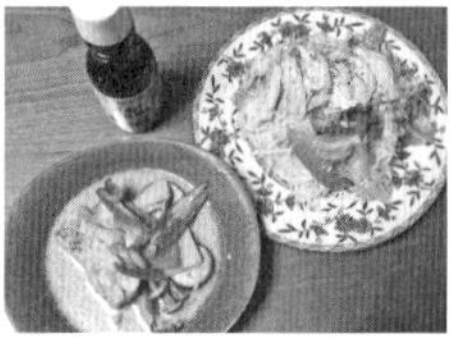 蒸雞肉沙拉，椰汁咖哩	早餐
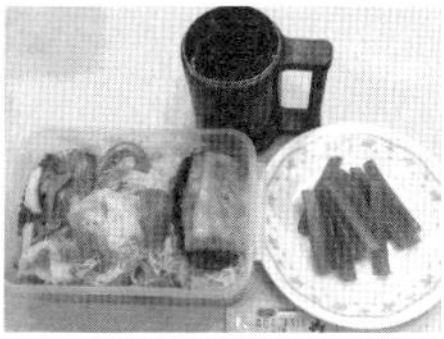 苦瓜炒豆腐，豆子配　仔魚沙拉，香炒牛腿肉	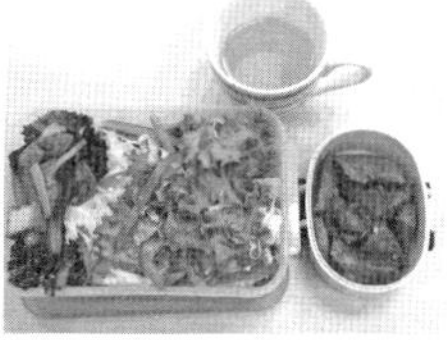 香炒小羊肉，炒油豆腐配小松菜，沙拉	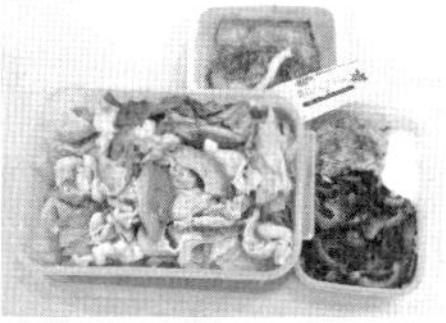 涮豬肉配酪梨沙拉，煎油豆腐，鮪魚配苦瓜沙拉	中餐
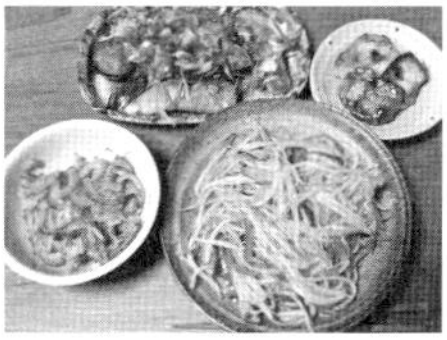 炸豆配滷蔬菜，烤豬里肌，醃苦瓜，烤茄子	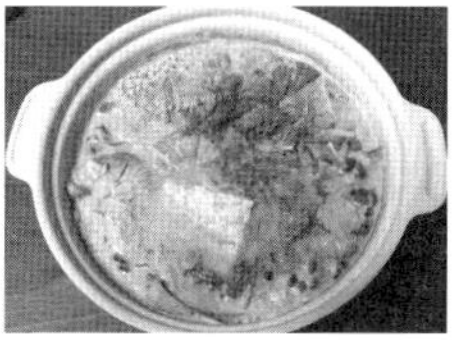 豆漿鍋（加入大量肉類和蔬菜）	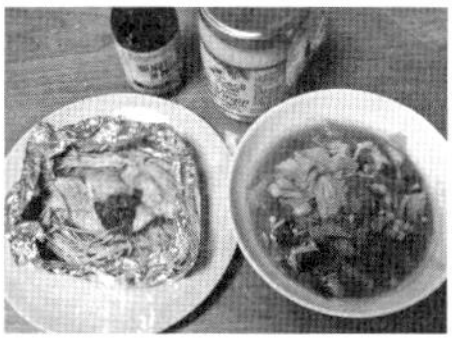 烤紅鮭魚配香菇佐味噌，豆子番茄蔬菜湯	晚餐
・蛋白質：231 克 ・鈣：754 毫克 ・鎂：516 毫克 ・鉀：5823 毫克 ・鋅：19.8 毫克 ・食物纖維：21.3 克 ・醣質：53.7 克 ・Omega-3：3 克 ・水分：1 公升	・蛋白質：157.9 克 ・鈣：1296 毫克 ・鎂：558 毫克 ・鉀：6202 毫克 ・鋅：22.1 毫克 ・食物纖維：27.2 克 ・醣質：70.3 克 ・Omega-3：3 克 ・水分：1 公升	・蛋白質：121.8 克 ・鈣：610 毫克 ・鎂：347 毫克 ・鉀：4041 毫克 ・鋅：10.3 毫克 ・食物纖維：23.5 克 ・醣質：52.2 克 ・Omega-3：6 克 ・水分：1 公升	合計

	第九天	第十天
早餐	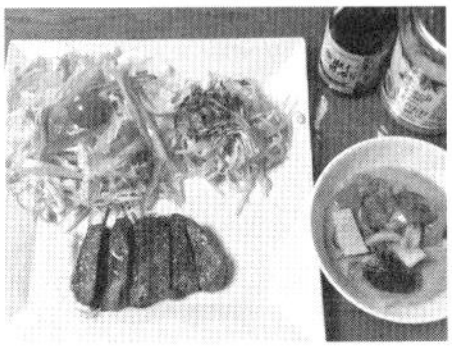 牛腰排，椰汁咖哩，生菜沙拉，豆芽菜沙拉	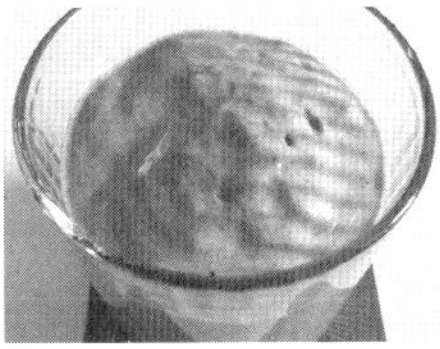 加入豆漿、酪梨、蔬菜汁的果昔
中餐	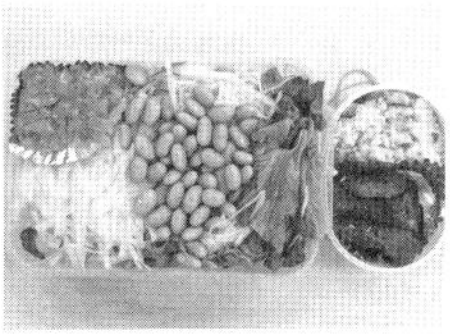 牛尾排，水母配豆子沙拉，豆渣炒菜	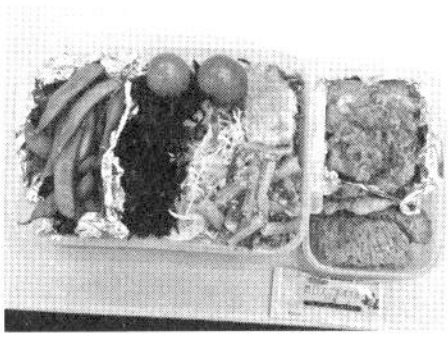 煎油豆腐，醃小松菜，椰子油煎雞胸肉，羊栖菜沙拉，毛豆
晚餐	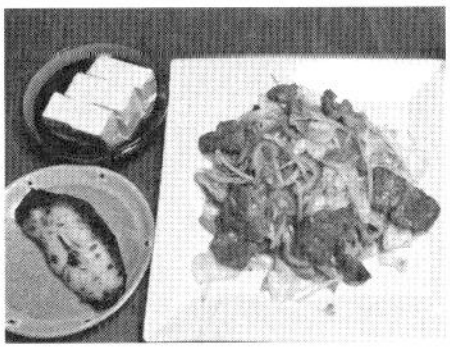 小羊肉炒蔬菜，西京味噌烤智利鱸魚，冷豆腐	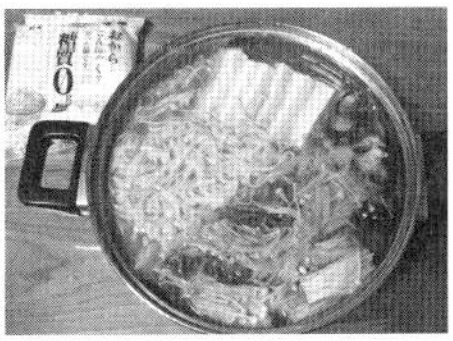 牡蠣泡菜鍋（搭配無醣麵條）
合計	・蛋白質：123 克 ・鈣：617 毫克 ・鎂：459 毫克 ・鉀：5350 毫克 ・鋅：18.4 毫克 ・食物纖維：35.6 克 ・醣質：87.5 克 ・Omega-3：6 克 ・水分：1.5 公升	・蛋白質：143.3 克 ・鈣：1300 毫克 ・鎂：588 毫克 ・鉀：5303 毫克 ・鋅：23.1 毫克 ・食物纖維：27.3 克 ・醣質：65.8 克 ・Omega-3：3 克 ・水分：1.5 公升

現在的我仍持續半生酮飲食，雖然我常喝酒，但已經養成了不易胖的體質，體重也幾乎沒有再增加。偶爾覺得自己吃太多變胖了，我就會花短短幾天到十天的時間，利用生酮飲食來調整體重。我已經沒有實行嚴格的生酮飲食，好在也沒有復胖的跡象。

體驗報告2

輕鬆持續十個月，總共瘦了三十二公斤！生酮飲食威力驚人！

志賀詩江女士：1970年生，上班族
身高：154公分
體重：87→55公斤
體脂肪率：49．2%→22．3%

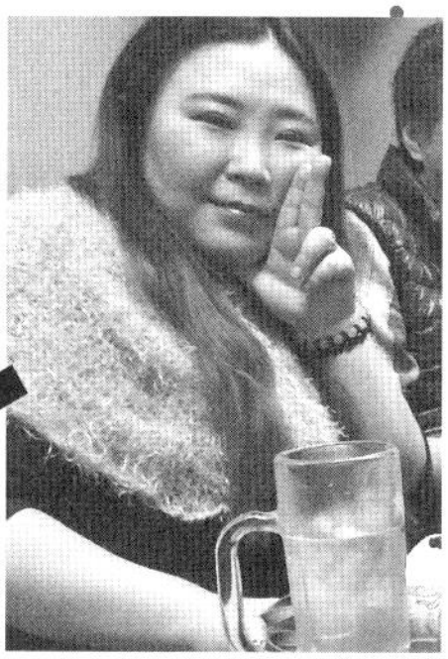

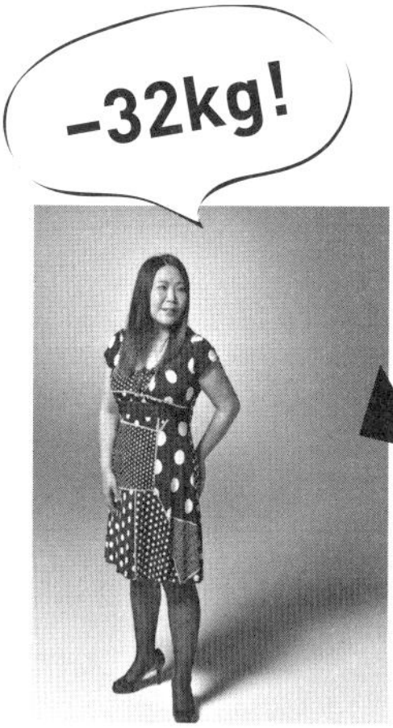

十個月前我真的非常胖，除了工作以外不想跟任何人見面，也不想出門。我常用工作繁忙為藉口，每天購買好幾個市售的便當放入冰箱，餓了就微波加熱來吃。

現在回想起來，我小時候體型很清瘦。十幾歲的時候也是普通體型，二十幾歲就開始變胖了，四十歲則是胖到無以復加的地步。

當然，我也試過很多減肥方法，例如單品減肥法、喝減肥藥劑、去健身房等等。那些方法的功效都很短暫，很快又復胖了。

二十天就瘦了十公斤

這時候，我在臉書接觸到生酮飲食法，參加了一個非公開的「努力實踐十日生酮飲食法」的企劃。我在十天內減少了五公斤，於是決定繼續努力！

結果，我二十天就減了十公斤！這個體驗連我自己都大吃一驚。

以前我試過很多減肥法，每一種都有缺點。**生酮飲食法則建議我們「好好攝取營養」，也不用逼自己絕食，我才能持之以恆。**

現在我很清楚，絕食減肥或單品減肥都不是健康減肥的方式，過去我從未攝取過那麼大量的蛋白質、良性油脂、食物纖維，沒想到竟然瘦下來了。

我在減肥前的健康檢查報告上，意外得知自己的腰圍太胖，還伴隨脂肪肝的症狀。儘管醫生沒說我有糖尿病，但我很擔心自己有這些症狀。

醫生說，等我瘦了十公斤再來檢查一次。我在二十天內就瘦了十公斤，後來的檢查結果也很良好，我還懷疑醫生的檢查是不是有問題呢。

感覺自己沒很努力，但卻變瘦了

生酮飲食法是一種食療法，據說能讓食量過大的人，食欲恢復到常人的水平。以我個人來說，可能是營養充足的關係，食欲反而降低了，我甚至擔心自己若沒吃食物，會不會就減不下來了？

遇到這種情況，在有限的食量中攝取一天所需的營養是非常重要的。我攝取營養的觀念改變了，現在我知道什麼是必要營養，也懂得優先攝取，不會吃不必要的食物。

周遭的人看我瘦下來，都說我一定下了很多苦功，其實我自己沒有特別努力的感覺。因為我基本上就是正常進食，大家的讚美反而令我很訝異。

我希望保持健康，所以大概會永遠持續生酮飲食。主要多吃肉類、魚類、對身體有益的油脂、蔬菜就夠了，碳水化合物（醣分）不是必要營養，不需大量攝取也無妨。

輝煌的人生正要開始，我對這麼積極正面的自己感到很驕傲。

體驗報告3

成功減去十六公斤，貧血也改善了！

橋本佳代女士：1975年生，珠寶顧問
身高：165公分
體重：62．8↓46．5公斤
體脂肪率：30．5%↓16．1%

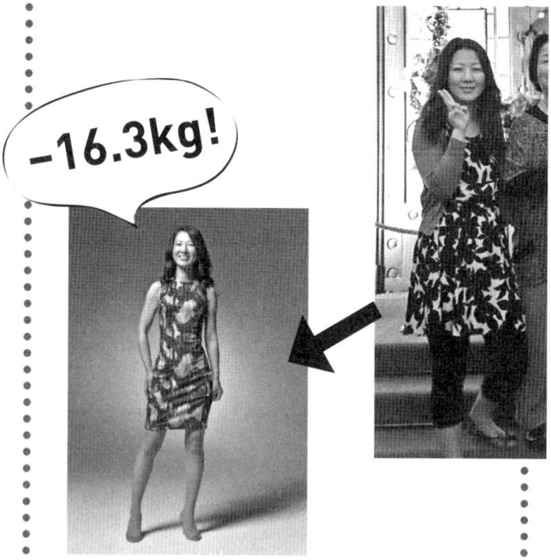

我老公平常都不會稱讚我，現在竟然盯著我說：「妳變漂亮了。」這是前幾天的事情，真是太好了！如果是年輕的時候我會很害羞吧，現在我純粹覺得非常開心。

過去我的飲食生活離不開醣分，尤其特別喜歡麵包。二十多歲的時候還很瘦，三十多歲就開始慢慢變胖，甚至超過一般的標準值。

我的BMI數值是比標準高一些，但照片（請見右頁照片）或鏡子裡的自己真的很胖，看起來跟歐巴桑一樣，連我自己都討厭。

我在電視上偶然看到「限醣」專題，才警覺自己應該認真減肥了。節目解說「醣分影響人體胖瘦」的理論簡單易懂，我直覺認定這個方法應該有效。

一個月減三公斤，四個月減十公斤！

我在三十九歲的時候接觸生酮飲食法，很快就恢復到二十多歲的體型。隨著我愈來愈瞭解限醣知識，我發現生酮飲食法最適合我。我知道這不是單純的瘦身飲食法，而是讓人體原有機能覺醒的飲食法。

實踐兩個多禮拜，我就實際感受到早晨醒來有多清爽了！以前我有貧血症狀，早上很容易賴床。身體的狀況好轉後，我更確信生酮飲食的效果，決定測量自己的體重，過去幾年來我很討厭站上體重計，所以一直沒有測量。

執行生酮飲食後，平均每個月我大約減少三公斤，在我還沒感覺自己變瘦時，職場上的客戶卻說我變瘦了。後來我四個月減了十公斤，看著鏡子裡的自己，才發覺真的變瘦了。

八個月後，我減少了十三公斤。連S號的衣服也穿得下了，我長得不算太矮，還以為瘦下來也只能穿M號呢，沒想到S號的長褲輕輕鬆鬆就套上了。

減肥過程中也有遇到撞牆期，但我很有毅力地持續進行生酮飲食法。

改善貧血，每天都神清氣爽

現在的我很苗條，身體也沒有不適的症狀。我的肌膚狀況變好，也比減肥前更加健康。

實踐生酮飲食法之前我有貧血的困擾，血紅素的數值才八．九，貧血愈來愈嚴重，雖然沒有強烈的暈眩，卻免不了產生慢性的疲勞感。**可能是我後來積極攝取蛋白質（尤其是牛肉）的關係，幾乎不再疲勞了。**我的意識清醒，始終神清氣爽，每天都過得很好。

事隔一年檢查血紅素，數值恢復到十四・三了。醫生還說，我一點也不像一年前還患有貧血的人呢。

透過生酮飲食法，我才瞭解「身體是靠食物堆砌而成」的道理。吃下肚的食物不只會影響體型，也會影響健康，因此，現在的我很注意食物的營養。

如今我達成了目標，飲食習慣也維持在半生酮狀態。接下來我會特別注意最終糖化蛋白（簡稱AGEs，即血液中多餘的糖分，跟血管壁中的蛋白質結合後，使蛋白質變性劣化，所產生的老化物質），由內而外進行抗老措施，成為一個讓大家看不出年紀的女人！

每當有人問我，生酮飲食法到底是什麼？我都回答：**「那是一種夢幻的飲食法，只要改吃有益健康的食物，多餘的脂肪及惱人症狀，自然會消失。」**

體驗報告4

比起四十歲的我，現在的我更有活力！

花村孝子女士：1963年生，女高音
身高：159．5公分
體重：69→59．8公斤
體脂肪率：38%→27．8%

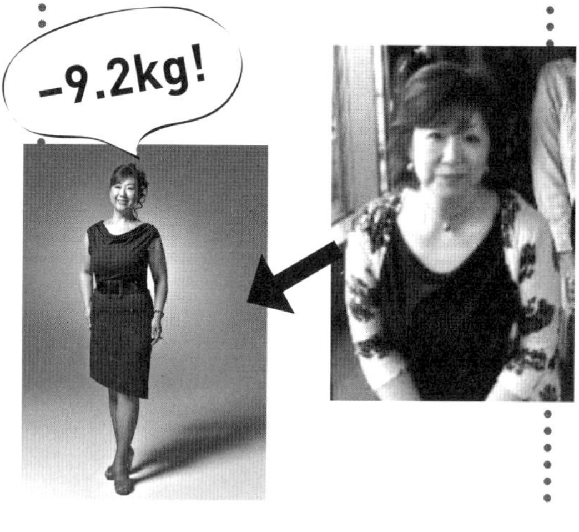

我從十幾歲的時候就很胖，都胖到習以為常了。不過隨著年齡增加，我開始有膝蓋和腰部疼痛的毛病，身體也愈來愈容易疲勞。於是我猜想，也許我身體不適和肥胖有關。

這時候，有朋友邀請我參加雜誌的企劃。接受了營養師兩個多月的飲食指導，我終於有心減肥了。過去我在家中或在外用餐，雖然也會注意營養均衡，但我知道自己嗜吃甜食和消夜的習慣並不好。

當我知道醣分有礙健康後，下一個階段就是實踐生酮飲食法。

這是一種完全顛覆過去減肥方式的劃時代方法，實在很令人驚豔。起初我擔心自己是否有辦法戒掉最喜歡的甜食或牛奶，但最重要的是，**這種飲食法可以盡情吃到飽，真的很令人開心**。

多虧了雜誌的減肥企劃，我瞭解了自己的身體狀況。從減肥的層面來看，結果沒有比我一開始想像得好。但我從抽血檢查中，發現自己不容易瘦的原因和病灶，例如營養狀態並不完善，而且還患有慢性甲狀腺炎，以及屬於高糖尿病風險等。改善健康和減肥並行，對我來說是一大轉機。

我的知識愈來愈豐富，也瞭解真正理想的減肥就是，恢復身體原本的健康狀態。

最重要的是，我對身體狀況的變化更加敏銳了。我實際體會了飲食為身心之本的道理，這世上有各式各樣的飲食法，我相信生酮飲食法才是最理想的飲食和健康法門。

雜誌企劃結束後，我持續實踐生酮飲食，不但體重下降，體型也確實比以前苗條，連體脂肪率都減少了。

我真實感受到健康效果。飯後不再想睡覺，身體也變得很輕盈，心態總是積極正面，肌膚更為水嫩，腳跟也不會粗糙了，還有人說我的雙目炯炯有神呢。總之真的好處多多！現在我潛心鑽研健康知識，也有心獲得真正的身心健康。我掌握了豐富的學識，對身體的感性和美感也比以前更進步了。

兒子也瘦了二十公斤，飲食更健康

我開始實踐生酮飲食法已兩年有餘了。過程中經歷了諸多曲折，心靈層面也受過極大的考驗。因為我有心透過生酮飲食法獲得身心健康，才能認識嶄新的自己，面對各種前所未有的挑戰。如今五十多歲的我，反而比年輕時更有自信及活力。

兒子看到我的變化，也開始實踐生酮飲食法，並且順利瘦下二十公斤。現在我們全家都實行生酮飲食，對話也圍繞著健康或有益身體的飲食，思考菜單也是一大樂趣呢。未來，我仍會持續執行生酮飲食法。

生酮飲食法，是一種幫助我們恢復健康身體的理想法門。今後我還要持續鑽研，越活越有活力。

體驗報告5

沒人敢笑我是破百胖子，幾個月就瘦了五十八公斤！馬拉松也跑得完了。

國丹均先生：1972年生，上班族
身高：170公分
體重：155↓97公斤
體脂肪率：無法檢測↓24%

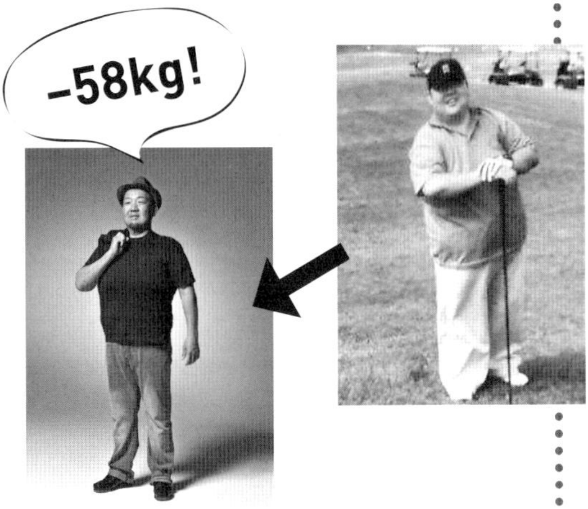

現在我依舊沒有停止生酮飲食法，所以我必須事先聲明，這還不是我的最終體態。各項數值記錄還在更新，請各位先記得這一點。

很多人都知道，幾個月前我還是破百胖子。因為參加臉書上的「限醣」社團（詳見八十四頁），在好幾百個成員的見證下減肥。

我從小就很胖，二十多歲胖到不行，三十多歲簡直胖到病態了（請看右頁照片）。四十多歲變成了體格還不錯的小胖子，健康狀態卻奇差無比，動不動就覺得疲累，也懶得外出。我總覺得大家都在嘲笑我，走路時都裝出一副凶神惡煞的模樣。而且，我的嘴裡永遠少不了食物，一定要吃到腹脹如鼓、身體不適才肯停止。

節食及只算卡路里，都不能讓你瘦

我跟其他胖子一樣，也試過各種減肥方法，很多我自己都記不清楚了。我讀過無數的減肥書籍，例如拳擊手的減重法、微減重法、阿育吠陀療法等。

連鎖的減肥店我也去了好幾間，成果是還不錯，但真的太痛苦了。就算瘦下來了，身體也昏沉沉的，健康狀況不怎麼理想。

這時候，我在臉書的「限醣」社團上得知生酮飲食法的存在。那不是單純的限醣措施，同一社團的營養師麻生女士（見五十二頁）的說明猶如醍醐灌頂，**打破了我舊有的既成觀念。現在我知道瘦身不能依靠限制卡路里，忍耐饑餓也不是好方法。**

麻生女士直接輔導我減肥，社團內的好幾百個成員都是我的見證人。是否有人輔導，結果真的差很多，有無見證人對結果也大有影響。

生酮飲食法和過去的減肥法不同，可以吃很多食物，我甚至懷疑這樣真的沒關係嗎？另外也沒有什麼麻煩或困難的道理。

只是，如果沒有其他人的幫忙，我大概會忍不住攝取醣分吧。接受輔導的時候我的體重有確實下降，但自己一個人減肥就止步不前了。

注意食物中的醣分，就能安心用餐

歷經幾個月的生酮飲食法，最明顯的感受就是身體變好了，真不知道以前那些減肥法在瞎折騰什麼。

超過三百的血糖值也降到九十以下了！糖化血色素從十二以上降到五・五，睡眠時的無呼吸症候群也改善了，睡眠變得更安穩也是一大幸事。大家說我瘦得很健康，我在內心暗自竊笑，那全是生酮飲食法的功勞啊！

醣分真的太可怕了。我知道自己過去觀念有誤，但這世上還有許許多多錯誤的常識。

以前我是個體重破百的胖子，很討厭跑步，現在我打算在四小時以內跑完馬拉松。我想變得更瘦、更健康，所以我要一輩子實踐生酮飲食法。

最後我想說的是，生酮飲食法是最強的肉食減肥法門！不過，千萬要注意醣分的攝取量，不要被惡魔的耳語誘惑。

體驗報告6

無意間實踐的吃肉減肥法，原來就是生酮飲食！

麻生怜未女士：1964年生，管理營養師

身高：160公分

體重：65↓45公斤

體脂肪率：35%↓20%

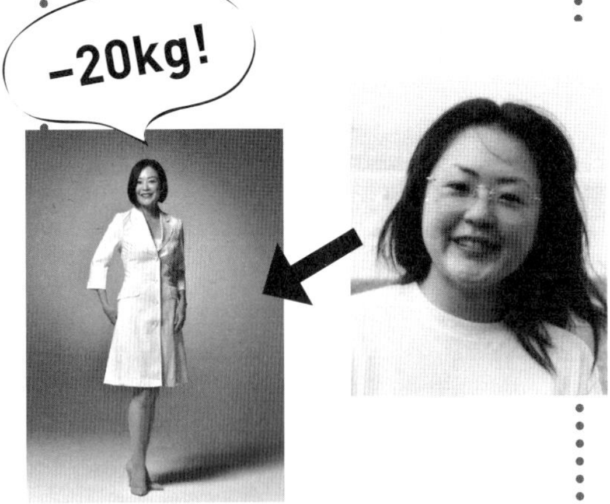

以前的我常膝蓋痛、腰部痛，連起身都有困難。

胖子能穿的衣服不多，我穿的多半是人家送的夏威夷T恤和腰圍寬鬆的運動短褲。好在我開朗活潑，大家替我取了一個外號叫蘇珊（活像外國的開朗大嬸），這就是以前的我。

那時候我很喜歡義大利麵醬汁，每天都拿研究作為藉口，拚命吃一大堆義大利麵，然後再加上冰淇淋，總之飲食少不了醣分。

夏天吃冷涮肉，冬天吃火鍋，還是變瘦了！

我年輕時身材很標準，三十多歲卻成了一個胖子。減肥方法我也試過不少，好比綠球藻減肥、置換減肥、去油減肥、限制卡路里、絕食，或是只吃味噌湯、蒟蒻、巧克力、水果、沙拉之類的單品減肥法。

減肥二字與我形影不離，但我總是被饑餓感打敗。

當時很流行冷涮肉配醬汁，我很喜歡冷涮沙拉的風味，甚至有時候三餐都吃同一道菜。我不只吃肉，偶爾也會吃魚，而且吃得非常飽。

再者，我會搭配很多蔬菜。我沒有刻意禁吃碳水化合物，反正吃那樣就飽了，也不必再吃碳水化合物了。

於是我夏天吃冷涮肉，冬天就吃火鍋。這樣的生活持續了一陣子，我的身

體愈來愈瘦，一年來無意間減去了二十公斤。一般來說瘦身一定會影響健康，但我的氣色頗佳，肌膚也很有光澤，外表看起來十分健康。

當時的減肥法不外乎去油或限制卡路里，偏偏我吃下很多高卡路里的肉類，充滿油脂的醬料也攝取不少，為什麼我會瘦呢？真希望誰來替我解惑。

基於這個念頭，我決定開始接觸營養學。後來我終於明白，我瘦下來的原理和生酮飲食不謀而合，真是令人拍案叫絕。

瞭解原由後，我開始學習生酮飲食法。人類基因在狩獵時代已趨於完備，從那時候就一直沒有改變，這一點帶給我不小的衝擊。

本來我們就是肉食動物，不會復胖也是理所當然的，這就是生酮飲食法的優點。身體常保暖和，更是健康活力的泉源。

學會生酮飲食法，我的飲食生活也更加單純了。首先是購物習慣的改變，超市裡有愈來愈多我不買的食品，所以我轉而向專門商店或生產過程透明化的商店購買。現在我重視質量更勝數量，飲食也獲得滿足。味覺也較為淡薄，可能是感覺變敏銳的關係吧。

生酮飲食改善更年期症狀，效果看得見

我也是五十多歲的更年期女人了，但我沒有潮紅或燥熱之類的更年期症狀。這種飲食法確實很適合更年期的人。

現在為了維持健康和體形，我又重新練起以前學過的芭蕾了。

人生在世，飲食改變，身體也會跟著改變。

身體改變，心靈也會改變。

心靈改變，行動也會改變。

行動改變，習慣也會改變。

習慣改變，人格也會改變。

人格改變，命運也會改變。

命運改變，人生也會變快樂。

飲食正是改變的第一步！

專欄 1

如何煎出美味牛排？橄欖油是關鍵

吃紅肉牛排，當以牧草牛為首選。現在就來介紹，如何在家中煎出美味紅肉牛排的方法。這是用平底鍋煎煮 2 公分以上厚度（理想是 2.5 公分）的紅肉牛排，如果是冷凍肉品，先放到冰箱下層中半天，自然就會解凍了。為了在短時間內解凍，用熱水或微波爐加溫可能會使肉汁流出，破壞肉品的滋味，請特別留意。也不要在室溫下解凍，否則表面溫度上升會使細菌繁殖。我推薦的微焦風味，重點是使用大量的初搾橄欖油，做法如下：

❶ 在煎煮前 10 分鐘拿出冰箱（若想將肉的內部煎成3分熟，肉品不用退冰到常溫），兩面稍微灑上鹽再煎煮。

❷ 將大蒜切成薄片，和足以浸泡牛排的初搾橄欖油一起放入平底鍋中。

❸ 用文火煎煮，大蒜爆出香氣後就拿出。

❹ 轉大火，牛排翻面煎煮，持續 1 分鐘後，使之焦脆凝固。若油脂流出，可稍微傾斜平底鍋，讓肉塊浸回油脂中。

❺ 牛排翻面，用大火煎煮另一面，並反覆翻面，再用叉子或筷子試戳，訣竅是在內部柔軟的狀態下停止加溫。

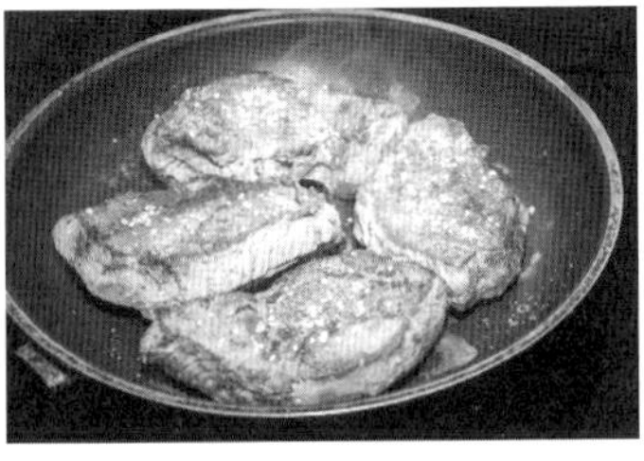

用大量油脂煎到表面微焦，是烹調紅肉牛排的訣竅。

第 2 章

想實踐生酮飲食？請從攝取優良蛋白質開始

想健康又美麗？就從吃肉開始

過去時裝模特兒的身材清瘦骨感，儼然是一種理所當然的潮流。尤其日本的女模特兒特別賣力瘦身，我記得有不少人因過度禁食而弄壞身體。

近年來，也許是受到歐美名模或上流人士的影響，日本人也開始注重營養均衡和運動，擁有勻稱身材的模特兒也愈來愈多了。

這些女模特兒，習慣從一大早就攝取大量的肉類和蔬菜。新聞媒體也爭相報導相關特集，例如「漂亮的人都喜歡吃肉」或「吃肉會變得健康美麗」等。

到了二〇一五年，終於產生一股空前的肉食風潮。

牛排館和相關連鎖店的開張猶如雨後春筍，熟成肉品的人氣高漲，肉品節慶和肉品活動也十分熱絡。

除了牛肉以外，這股風潮也蔓延到了馬肉和羊肉，女性在飲食上開始肉食化更是引人注目。「肉食女聚會」的字樣大行其道，甚至有業者舉辦了「肉食女博覽會」的活動來吸引愛吃肉的女性，人潮也絡繹不絕。

吃高卡食物容易胖？毫無根據可言

那些出入牛排館或燒肉店的女性，其實很少是體型肥滿的胖子。不僅如此，我們可以發現「正妹」經常聚在一起吃肉。她們吃的肉很多，卻不怎麼吃蓋飯等飯類料理。

最近「正妹」的外觀都有共同的特徵。看得出來她們大多有執行限醣飲食。是否有限制醣分攝取，我一看就知道了。

生酮飲食法是限醣飲食法的其中一種方式，著重健康更甚於瘦身，就這點來說和其他限醣飲食法極為不同。

這種方式的特徵在於，我們不只要限制醣分攝取，更應該積極吸收蛋白質和其他重要的營養素。

每次我推薦大家吃肉來補充蛋白質，總有人質疑吃高卡路里的食物怎麼可能能瘦？吃肉和油脂容易肥胖不是嗎？就算我大聲疾呼正確吃肉會瘦，對新式營養學沒興趣的人依然不肯相信。

可是，吃肉真的會瘦。**高卡路里食物會導致肥胖，這只是人云亦云罷了。**那些不相信吃肉比吃主食更容易瘦的人，實際嘗試過後都啞口無言了。

大量吃肉，仍有女性一個月瘦五公斤

我以某女性雜誌召開的讀者參加企劃為例。該雜誌募集了五位四十到五十多歲的女性，進行為期一個月的生酮飲食體驗。企劃開始前的抽血檢查顯示，她們幾乎所有人都缺乏蛋白質。另外，也有嚴重的缺鐵和缺鋅症狀。

其中有位女性整天吃外食，又偏食不肯吃蔬菜，各項數值顯示她有脂肪肝，而且就快得糖尿病了。

由於生酮飲食法規定，必需攝取定量以上的食物纖維（又稱膳食纖維，詳情請見一五四頁），因此我們請她把一天份的蔬菜量打成果昔，當成早餐來飲用，方便入口。

她很喜歡吃肉，能吃一堆肉固然開心。但她也不免懷疑，吃這麼多肉肯定會發胖，真的沒關係嗎？

在進行生酮飲食法的過程中，實驗者得拍下自己吃的食物傳送給我們確認。負責確認的管理營養師表示，那位女士的肉類攝取量很奇怪，怎麼看都太多了。一問之下發現，她搞錯了必要的蛋白質攝取量，吸收了過多蛋白質。

按照她的體重，在實踐生酮飲食法的過程中，一天的蛋白質攝取量應該是六十到六十五克左右（不同體重的攝取量也不同，詳情請見一五〇頁）。

假如只吃肉，一天吃三百到三百五十克，就能攝取一天所需的六十到六十五克蛋白質。也不知道她是怎麼搞錯的，竟誤以為一餐要吃掉三百克的牛排。最初的一週她明知自己的吃法可能有問題，每餐還是照樣吃掉三百克的肉！

即使如此，她的瘦身效果遠比其他人更為顯著。明明攝取的肉類過量，卻在一個月內瘦了將近五公斤。而且，在事後的抽血檢查中，她的各項數值也改善到正常值了。

大量吃好肉，1 個月瘦 5 公斤

56 歲女性（身高 160 公分）
【實踐生酮飲食法 1 個月】

實踐前：61公斤／體脂肪率：32%（脂肪量：19.5 公斤）
實踐後：56.3公斤／體脂肪率：30%（脂肪量：17 公斤）

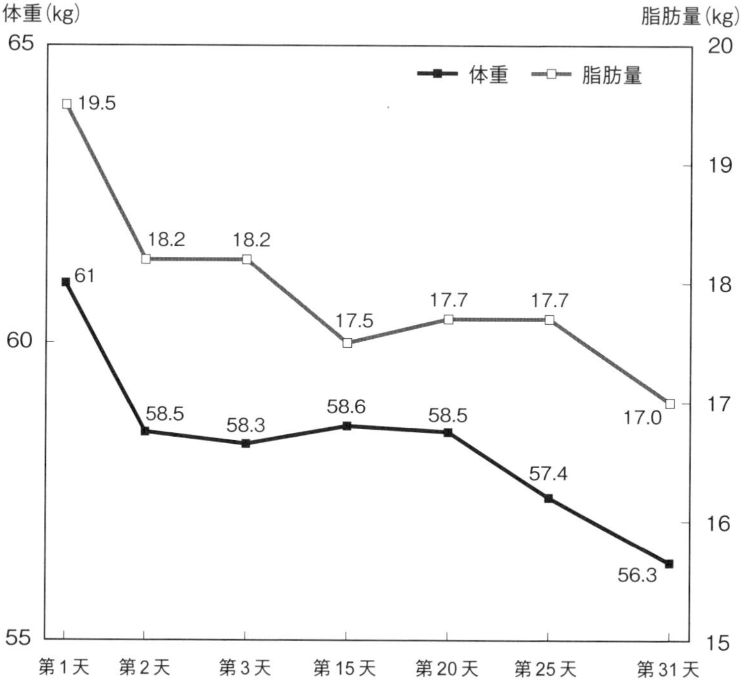

注意脂肪量！一個月來慢慢降低了。

- 不只數字有變化，身材曲線也明顯改變了。
  上腰圍少 8.7 公分，下腰圍少 7.5 公分，臀圍少 4.6 公分，成功改善「代謝症候群的體型」！
- 抽血檢查的結果，肝指數 GOT／GPT 從 18／25，變成 19／20，脂肪肝也改善了。
- 醣化血色素從 6 降到 5.6，差點罹患糖尿病的症狀也改善了！

©JFDA 日本功能性減重協會

其他人的成果雖沒有她那麼顯著，但也收到了奇效，每一個人的外觀都變年輕了。這個例子也證明了一件事，號稱不易瘦身的更年期婦女，在實踐生酮飲食法一個月後也能有驚人的改變。

不能只限醣，多攝取蛋白質也很重要

生酮和限醣風潮同步到來，算是非常幸運的事情。理由誠如前文所述，因為有愈來愈多人採取錯誤的限醣飲食法，即並未攝取足夠的蛋白質。

長期醣分超標的人（肥胖者多半如此）開始限醣後，就會產生令人驚豔的瘦身效果。可是限制醣分攝取，反而會啟動人體從肌肉中製造醣分的機制（詳情容後表述）。這時就會造成蛋白質不足，健康失衡的狀況。很多人說，開始限醣後身體問題叢生。相信這種人今後也是有增無減。

真正有錯的不是限醣措施。限醣幾乎是有利無害，錯的是忽略其他營養的「純限醣減肥法」。限制醣分攝取，並積極吸收蛋白質等營養素，這才是我極力推廣，吃出健康的限醣和生酮飲食法。

時下風行的「MEC飲食」，有食物過敏的風險

此外，有一種叫「MEC飲食」的方法，也是講求限醣和攝取蛋白質。所謂的MEC是取Meat、Egg、Cheese的字首組成的。顧名思義就是以「肉類、雞蛋、起司」這三者為主的飲食方式。

MEC飲食的基準如下，每天食用【肉類兩百克（什麼肉都行），雞蛋三顆以上，起司一百二十克（約六片片狀起司）】。

再者，這些食物每吃一口要咀嚼三十次才行。

大量攝取蛋白質是一件好事，這三項食物隨時能在自家附近的超市買到，實踐起來並不困難，價格親民更是一大優點。

MEC飲食唯一令人擔憂的，就是食物過敏的問題。

前文我也提過自己有雞蛋過敏的症狀。延遲型（指非即效型）的食物過

敏，症狀通常不明顯，很多人都是在不知情的狀況下持續食用過敏源，甚至長達數十年。

我看過很多食物過敏的檢查報告，沒有自覺症狀的人之中，有三分之二檢測出呈陽性反應的食物，最常見的是優格、起司之類的乳製品和雞蛋。現在沒有過敏症狀的人，每天大量食用這些食物，也會增加過敏的風險，這才是值得擔心之處。

為什麼人體需要蛋白質？

最近有愈來愈多人證實，吃肉會變得窈窕美麗又健康。但還是有許多人不明白蛋白質的重要性。

蛋白質是三大營養素之一（另兩者為碳水化合物、脂肪），能構成人體的肌肉、骨骼、皮膚、毛髮、牙齒、指甲、內臟、血管、血液、荷爾蒙、酵素等……，幾乎所有部位的生成材料都是蛋白質。

人體絕大部分是仰賴蛋白質構成，這句話一點也不誇張。
蛋白質由二十多種胺基酸構成，不同胺基酸的組成差異，也會影響蛋白質的種類和功效。
人體（幼兒除外）的二十種胺基酸，有十一種可在體內合成，剩下九種則沒辦法。這九種分別是「色胺酸」「蘇胺酸」「離胺酸」「纈胺酸」「白胺酸」「異白胺酸」「甲硫胺酸」「苯丙胺酸」「組胺酸」。
任何一種胺基酸不足，身體都難以保持健康。然而這些胺基酸不但無法在體內合成，也不能事先儲存。
這些必須從每日飲食中攝取的胺基酸，我們稱為「必要胺基酸」。肉類就擁有均衡的「必要胺基酸」。也難怪肉類被稱為優良的蛋白質來源了。

蛋白質不足，也會造成水腫

那麼，缺乏蛋白質到底會發生什麼問題呢？打個簡單的比方各位就懂了。當我們缺乏人體的構成材料，身體自然會出問題，健康也就難以維持。

其實在身體出問題之前，就有一個顯而易見的徵兆在警告我們缺乏蛋白質了。那就是吃下橘子或柳橙後，手腳變黃的情況。

這是蛋白質攝取不足的確切證據。那些黃色的物質是黃綠色蔬菜或柑橘類所含有的「類胡蘿蔔素」，蛋白質負責將此物質傳輸到血液中。一旦缺乏蛋白質，類胡蘿蔔素會直接沉積在手腳等末梢部位，使該處發黃，無法傳輸到必要的人體組織內。

現代女性多半有「水腫」的問題，可惜大家都不知道這也是因缺乏蛋白質所引起的。

水腫是細胞之間的水分（又稱組織液，或組織間隙液）過多所引起的現象，組織液增加正是「白蛋白」不足的關係。號稱「萬能蛋白質」的白蛋白，佔據血液中蛋白質的百分之六十以上，具有運送各種物質的功能。

一般來說，白蛋白會在血液內保持一定的濃度。若蛋白質攝取不足，白蛋白的濃度也會跟著下降。人體為了保持血液中的白蛋白濃度，會將血液內的水分排出血管之外，導致組織液的增加，這便是「水腫」的現象了。

有些以素食為主的人身材虛胖，經常出現水腫的症狀，那很有可能是蛋白質不足造成的。

如今消除水腫的壓縮襪銷量爆增，但壓縮襪根本無法解決問題，真正的癥結點是「蛋白質攝取不足」。

肌肉不足，手腳容易冰冷

關於「手腳冰冷」的問題，也和蛋白質有關。體溫主要由肌肉產生，沒有活動也同樣會產生熱能。**要保持適當的肌肉量，我們需要生成肌肉的材料，也就是充分的蛋白質。**

再者，另一個解除手腳冰冷的關鍵，即「DIT（飲食生熱效應）」。所謂的DIT是指攝取食物後，代謝上升，促進消化和吸收的意思。吃飽後安靜休息，身體也會感到溫暖，這便是DIT的作用。

DIT約佔每日卡路里消耗量的一成，這種消耗量對減肥效果也有影響。攝取蛋白質時，約有百分之三十的卡路里消耗在DIT上，用來增加我們的體溫。相對的，攝取醣分的消耗量大約只有百分之六。

蛋白質的DIT效果非常大，可以說是邊吃邊消耗卡路里。

因此，吃肉後身體變溫暖並不是錯覺。

一旦蛋白質攝取不足，使DIT的功效下降，便容易引起手腳冰冷。

常失眠，也可能是蛋白質不足所致

此外，缺乏蛋白質對「心靈」也有影響。

腦內左右情緒的神經傳導物質，也是由蛋白質生成。

神經傳導物質包括「血清素」「多巴胺」「腎上腺素」「γ-胺基丁酸」等，這些物質是透過前述的必要胺基酸生成的。

若不攝取蛋白質，補充每天所需的胺基酸，精神會變得不安定。症狀最顯著的便是血清素不足。血清素有轉換心情和安定情緒的作用，缺乏血清素也是憂鬱症的原因之一。

誘發睡意的荷爾蒙「褪黑激素」也是由血清素生成，因此若蛋白質不足便會導致失眠。

失眠、情緒低落、焦躁、憂鬱等症狀，和更年期不適很類似。但有不少女性只是單純缺乏蛋白質，而不是女性荷爾蒙衰退。當她們開始積極攝取蛋白質後，再也不會失眠，憂鬱的症狀也減輕了。

吃肉不會造成酸性體質

很多人不吃肉，是怕吃下過多動物性蛋白質，血液容易變成酸性。

身體缺乏蛋白質後，容易產生的症狀

症狀	原因
水腫	白蛋白不足，血管外的水分增加，無法回流到血管中
肌肉減少，皮膚、頭髮、指甲脆弱，受傷難以痊癒	原料不足
血管、牙齦、骨骼變弱	缺乏膠原蛋白，以及鐵質和維他命C
胃腸變弱，消化不良	酵素不足，腸道萎縮
貧血	血紅素減少，導致氧氣不足
代謝變差	氧氣運送有問題（貧血、血液循環不好），能量（ATP）合成酵素不足
狀態不佳，睡眠障礙，憂鬱	荷爾蒙不足，神經傳導物質不足
免疫力下降	抗體生成下降，氣管抵抗力變差（膠原蛋白不足）
老化，抗氧化能力下降	抗氧化物質的搬運不易（類胡蘿蔔素不易傳輸），抗氧化物質減少
肝功能下降	酵素或解毒蛋白質不足

引發酸性體質的原因在於，吃肉會增加胺基酸，導致體液傾向酸性。而體內的鹼性物質「鉀」「鈣」「鎂」等會用來中和酸性物質。

鹼性金屬之一的鎂，也是合成血清素的必要成分，擁有鎮靜神經亢奮的功用。嗜吃肉類又不愛吃菜的人，如果容易脾氣暴躁，可能是因為缺乏鎂。

穀物中也含有大量的鎂，有不少缺鎂的人就是用了錯誤的限醣法，引發脾氣暴躁、眼瞼痙攣、腳抽筋的症狀（多半是小腿抽筋）。

缺乏專業指導的限醣實踐者，一遇上這些因營養不良產生的症狀，就誤以為限醣飲食是很危險的方法。

我們推薦大家在實踐生酮飲食法的過程中，搭配肉類並食用大量的蔬菜和大豆，其中一個原因就是要補充限醣造成的缺鎂情況。含有鹼性金屬的蔬菜和大豆製品，搭配肉類一起食用，就能解決營養缺乏的問題。

此外，人體從蛋白質生成神經傳導物質時，也需要維他命B群。請多吃蔬菜和大豆製品，以避免缺乏維他命B。

吃肉防老化的理由❶ 幫助合成膠原蛋白

人體去除水分後，幾乎都是由蛋白質組成的。

尤其支撐人體的骨骼肌，絕不能欠缺「膠原蛋白」（蛋白質的一種）。相信大家都知道，皮膚是由膠原蛋白組成的。

魚翅和鱉等富含膠原蛋白的食物，據說吃了以後，一覺醒來就有吹彈可破的肌膚。不過根據以往的營養學知識，攝取膠原蛋白食物沒有太大的意義。

經口攝取的膠原蛋白，會先在體內被胺基酸和肽（由兩、三種胺基酸組成的）分解吸收，因此吃下再多膠原蛋白，皮膚的膠原蛋白也不會增加。

可是，從我擅長的營養療法（機能性醫學）的觀點來看，攝取膠原蛋白並非毫無意義。富含膠原蛋白的食品被消化吸收時，人體會察覺膠原蛋白特有的胺基酸複合體。

當人體誤以為膠原蛋白生成的組織遭受破壞，就會積極製造膠原蛋白。

換言之，吃完膠原蛋白鍋的隔天早上，感覺肌膚變好是有根據的。

至於膠原蛋白的來源，不見得要從魚翅和鱉中攝取。**肉類中就含有合成膠原蛋白不可或缺的蛋白質、鐵質、礦物質，牛肉尤其豐富**。吃下大量的牛肉和蔬菜，即可充分補給維他命。皮膚不好的女性，多半是缺乏膠原蛋白，也就是蛋白質不足所引起的。

請從現在開始積極攝取，實際感受水嫩的美膚效果吧。

黏膜、血管、牙齦等組織也不能缺乏膠原蛋白。很多女性三番兩次減肥，總覺得喉嚨容易不適，那就是缺乏膠原蛋白，喉嚨無法順利生成黏膜所致。

關於肌膚問題，缺乏蛋白質也是造成成人面皰和肝斑的原因。

蛋白質不足，會降低肝臟的解毒機能。解毒機能下降後，毒素和廢棄物在體內循環，最後堆積在皮脂線中，助長了體內的發炎症狀，便形成面皰、肝斑的惱人症狀。

吃肉防老化的理由❷ 幫助攝取鐵質和鋅

肉類是優良的蛋白質來源，對女性來說更是理想的食材，吃肉可幫助攝取鐵和鋅等各種礦物質。

鐵質是製造紅血球的主要材料，也是供應氧氣至全身的重要機能。然而，女性在生理期會流失大量血液，身體很容易缺乏鐵質。一旦缺乏鐵質就難以搬運氧氣，全身細胞會處在缺氧狀態下。腦部缺氧，容易引發頭痛、集中力不佳、思考力下降等問題。若是肌肉缺氧，容易腰痠背痛。

鐵質和膠原蛋白的合成也有關係，肌膚產生暗沉和皺紋，可能是因缺乏鐵質導致新陳代謝的功能降低。

雞、鴨、豬、牛、羊、馬的紅肉部位，便含有大量的鐵質。當然，亦可選擇食用牛、豬、雞的肝臟。

有些女性缺乏鐵質，每天都吃小松菜、菠菜、梅乾來補給。不過，動物性食品的鐵質和植物性食品的鐵質，性質本身就不一樣，吸收率也無法相提並論。動物性食品中含有的「血質鐵」吸收率非常高；植物性食品含有的「非血質鐵」吸收率就很低了。

國人攝取的鐵質並不少，問題是攝取的多為不利吸收的非血質鐵。

牛肉在所有肉類中，含有特別多的鋅。

日常生活的食物中不容易攝取到鋅，唯獨牡蠣給人鋅質豐富的印象。其實牛肉的含鋅量也不亞於牡蠣。

鋅是一種和細胞新陳代謝有關的礦物質。要確實發揮蛋白質的機能，鋅也是不可或缺的物質，其有輔助三百多種酵素運作的機能。缺乏鋅會引發味覺障礙、嗅覺障礙、皮膚炎、傷口復原緩慢、掉髮等病症。

味覺障礙是特別常見的症狀，感受味道的器官是舌頭上的味蕾。味蕾的細胞會在很短的周期內重生，這種新陳代謝需要大量的鋅。

缺乏鋅，味蕾細胞就無法順利新陳代謝，這就是引起味覺障礙的原因。

一旦缺少蛋白質生成肌肉，人容易變胖

蛋白質和健康及美容都有關係，這我想大家已經瞭解了，那麼蛋白質對減肥又有怎麼樣的影響呢？

簡單說，缺乏蛋白質容易導致肥胖，這點請大家務必牢記在心。

人體就算躺著不動，同樣會消耗卡路里。這稱為「基礎代謝」，而這種消耗量又稱為「基礎代謝量」。意思是維持呼吸、體溫、腦部活動和內臟活動等生命機能的最低消耗能量（和卡路里是同義）。

基礎代謝量佔了每日消耗能量的百分之七十，比例並不低。

當然，每個人的基礎代謝量都不同。基礎代謝量高的人，靜止不動也會消耗卡路里，相反地，基礎代謝量低的人就不太消耗能量了（比較節能）。

每個人大腦和內臟佔據的基礎代謝量，幾乎相去不遠。造成消耗量差異的，是肌肉的代謝量。肌肉的多寡，對代謝量有很大的影響。肌肉多的人，基礎代謝量必然較高，身體也不容易肥胖；肌肉不足的人，

自然有容易肥胖的傾向。

想增加肌肉來提升基礎代謝量，進行收縮肌肉的運動很重要。不過，確保生成肌肉的材料和運動同樣重要，這裡所指的材料當然就是蛋白質了。**一旦沒有攝取蛋白質，就無法增加肌肉，提升基礎代謝量。**

肌肉在人類睡眠時，也不眠不休地進行分解與合成，重新生成組織。

換句話說，缺乏材料無法維持肌肉量。當肌肉慢慢減少，基礎代謝量也就跟著下降，難怪容易發胖。

「生酮」是什麼？

在談到「diet」一詞，多半是指「瘦身」和「減重」的意思。事實上，這是近三十年來才出現的認知。

英文的「diet」是從古希臘文的「diaita（意為生活習慣）」轉變而來的，本意是「日常的食物或飲食生活」，後來才變成「維持健康和美容的飲食法、治療法」。是的，這個字眼並非「瘦身」的意思。

說到減肥，在一九八〇年代是指「限制飲食來瘦身」的意思（其實這時候就已經是錯誤觀念，再加上正確知識尚未普及，只好將錯就錯）。到了九〇年代，則變成「瘦身」的意思。

Ketogenic diet的「diet」，我們當成英文的原意「飲食法」。

至於**「ketogenic」是代表「酮體生成」的英文。**

關於酮體我們稍後表述，在談到「生酮飲食法」時，我們得先瞭解「生酮食療法」。這是一種癲癇的飲食療法，一九七〇年代開始在日本廣為人知，直到九〇年代才終於有醫師願意導入。面對抗癲癇劑和ACTH（荷爾蒙療法）也無法抑制的頑性癲癇，生酮食療法是其中一種治療方式。

「生酮飲食」能幫助人體重拾健康

用來治療「癲癇」的「酮食」，基本上只追求抗癲癇的作用。我提倡的生酮飲食法，和這個抗癲癇療法是不一樣的飲食法。

為推廣生酮飲食法，我和白澤卓二先生創立「社團法人日本功能性減重協會」之際，採用了最新機能性醫學建構出來的「功能性營養學」。

我個人擅長的機能性醫學有一個觀念，要培養預防慢性病和身體不適的良好習慣，首要之務就是審視飲食生活。這便是所謂的「功能性營養學」。

遵行這門營養學，重新審視現代人的飲食，思考「獲得健康的營養組合」，才是日本功能性減重協會所製定的生酮飲食法。

一般提到生酮飲食法，意指「利用酮體減肥」或「生成酮體的飲食法」。

這種情況多半和我們定義的生酮飲食法不同。我們定義的生酮飲食法，是一種既安全又具有高度健康效果的原創法門。

說得更複雜一點，生酮飲食法有「廣義的法門」「癲癇的飲食療法」「協會獨創法門」這三種。當然，本協會的生酮飲食法，是要幫助一般健康大眾能更健康地瘦身，所以請各位安心嘗試。

「生酮飲食法」效果驚人

過去我看過很多人實踐生酮飲食法，他們一開始的目的是「瘦身」，但最終都享受到除了瘦身以外的好處。有人重拾健康、改善身體不適，甚至有更美好的際遇。他們實際感受到的效果包括：

外貌上的變化

減去多餘的體脂肪、瘦身也不影響肌肉量、氣色變好了、改善肌膚乾燥、肌膚更有彈性，看起來更年輕、頭髮和指甲有光澤、髮量增加了、眼皮不再沉重，眼睛也變大了

身體上的變化

不易疲勞、集中力增加、有精神、不再焦躁、不易宿醉、飯後不會想睡覺、一夜好眠、早上醒來神清氣爽、不會打呼了、食欲恢復正常、味覺變敏銳了

改善以下不適症狀

貧血、便秘、手腳冰冷、水腫、糖尿病、機能性低血糖、脂肪肝、高血壓、逆流性食道炎、異位性皮膚炎、花粉症、睡眠時無呼吸症候群、憂鬱、更年期不適、代謝症候群、偏頭痛、牙周病

其他還包括預防動脈硬化、預防老人痴呆，及有效抗癌並預防癌症復發等功效，生酮飲食法的醫療效果廣受矚目。

生酮飲食法如何引起這些效果呢？接下來我們將依序說明。

蛋白質攝取和日本人的死亡率

飲食習慣歐美化之後，日本人攝取動物性蛋白質（肉類和魚類）的傾向有急速增加的趨勢。腦溢血等腦血管疾病造成的死亡率也下降了，推測可能是飲食習慣歐美化，蛋白質攝取量增加後，血管變得更為強韌的關係。

・日本國民的動物性蛋白質攝取量演變

	1960 年	1980 年
動物性蛋白質攝取量	24.7 克／日	39.2 克／日

・日本國民的死亡率演變

		高度成長後（1975 年）	平成蕭條後（2006 年）
男性	平均壽命	71.3 歲	79 歲
	腦血管疾病造成的死亡率	265 人／每年 10 萬人中	99.6 人／每年 10 萬人中
	心臟疾病造成的死亡率	150 人／每年 10 萬人中	134.5 人／每年 10 萬人中
女性	平均壽命	76.89 歲	85.81 歲
	腦血管疾病造成的死亡率	183 人／每年 10 萬人中	103.6 人／每年 10 萬人中
	心臟疾病造成的死亡率	106.3 人／每年 10 萬人中	139.7 人／每年 10 萬人中

資料來源：日本厚生勞動省・人口動態統計

專欄 2

活用社群網路的力量，結伴限醣，效果更好

限醣飲食法在社群網路廣泛流傳。特別是在臉書上，限醣相關的社團有驚人的飛躍性成長。我也參加了「限醣」社團（非公開的），創立才不到兩年成員就破萬了。如果連「生酮飲食法」或「限醣料理」等相關社團的人數也計算，就成了一個有 8 萬人以上的巨大社群。創辦人是品川正也先生，他說限醣是通往健康的第一步，無奈在日本實行的人還是佔少數，希望大家一同推廣預防癌症及阿茲海默症的飲食習慣。他本人是一個普通的上班族，曾經靠著限醣飲食讓身材 180 度大轉變，從中年的肥胖體型變成了健康苗條的身材。他鼓勵大家共享健康情報及減肥過程。他只協助管理營運，也經常參加網聚，歡迎各位參加他的社團！

限醣社團（非公開）：lchpjp
生酮飲食社團
（相關社團／非公開）：
ketojp

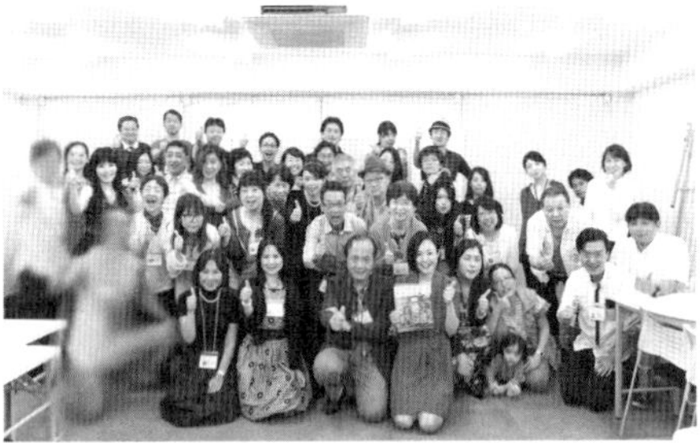

第 3 章

現代人都醣中毒了！米飯、麵包、甜食等是主因

卡路里不代表一切

過去談到「瘦身」或「減重」，大家都是以卡路里（能量）為基準。這個理論的說法如下。從食物中攝取的卡路里，若高於消耗的卡路里，多餘的卡路里就會化為脂肪變胖。所以要抑制卡路里，不夠的卡路里就從體脂肪消耗，這樣就能瘦下來了。

可是，這個說法有很多事情無法解釋。

所謂的卡路里，是指「一克的水上升一度所需的熱量」。將食物「燃燒」時所產生的熱量數值化，就是卡路里了。

把試管中的「燃燒」套用在人體的能量生成過程，未免太牽強了。

如今談到減肥瘦身，應該要考慮「代謝的原理」才對。

人類不是「篝火」，不是卡路里越多越胖，越少越瘦。那麼為何卡路里受到重視？因為在過去糧食短缺的時代，卡路里是「生存所需的能量計算尺度」。但這個方法，在糧食充足的時代是有問題的。

錯誤斷食，使身體無法正常排毒

從古至今有一句俗語，人體是靠每天的飲食堆砌起來的。這句話說來簡單，除非是對飲食特別計較的人，否則很難有實際的體會。就算是專家也不例外，因此大家才會接受限制卡路里的方式。

利用運動來消耗卡路里燃燒體脂肪，和降低卡路里攝取來瘦身是兩回事。無可否認的，利用後者來瘦身，健康狀況絕對會變得一團糟。

持續限制卡路里攝取，卡路里一直處在缺乏的狀態，會造成新陳代謝的速度降低，打亂荷爾蒙的分泌。尤其是甲狀線荷爾蒙一旦降低，人容易疲倦，代謝也跟著變差，體質就愈來愈不容易瘦。嚴重的情況下，還可能引發健忘。

整天吃低卡路里蔬菜減重的人，肌膚有可能漂亮嗎？頭髮會有光澤嗎？

蛋白質是組成人體的材料，積極攝取蛋白質，才能避免肌膚產生明顯的皺紋和鬆弛現象。

現今流行的斷食法，依我看也是有風險的。

斷食會促進體內的脂肪分解，使體內的毒素排出，雖說分解毒素是肝臟的職掌，不過我在前文也提過，**缺乏蛋白質會影響肝臟的解毒機能。**

萬一解毒不力怎麼辦？完全的斷食確實有辦法瘦下來，但危害健康的風險我們也應該要考慮。

為什麼會發胖？

一般來說，男性體脂肪率高於二十五％，女性高於三十％就算肥胖了。

體脂肪分兩種，一種是潛藏在皮膚下，可用手指捏到的「皮下脂肪」；一種是包覆在內臟周圍，從外部看不到的「內臟脂肪」。這兩者都不是脂肪直接吸附上去，而是被吸入「脂肪細胞」的細胞膜內側，慢慢累積起來的。

換言之，肥胖是指脂肪細胞累積了大量脂肪的狀態。

脂肪細胞幾乎是由「中性脂肪」組成的。

健康檢查時，要是中性脂肪的數值高於基準，報告就會標示出來。這是告訴你可能有代謝症候群或動脈硬化的風險，要多加留意。

事實上，中性脂肪本來並非不好的物質。那是人類活動必要的能量來源。

此外，脂肪幫助人體維持一定的體溫，溫柔支撐著我們的內臟。必要的時候，脂肪也會被拿來作為能量。如果脂肪累積太多對人體不利，那為何人類還是累積過量的脂肪呢？

請各位先遙想我們的祖先。

人類的「肉食」起源自兩百五十萬年前，那是一種仰賴狩獵的生活。狩獵生活無法安定地確保糧食，抓不到獵物就沒有飯吃，無論如何都只能空著肚子，連去打獵的力氣都沒有。因此，人體進化成在體內堆積脂肪的構造，以面對沒有食物可吃的時候。

當人體餓到一個極限，累積的脂肪就是可供使用的能源了。有了能源，人類又可以去打獵了。

很遺憾的，累積脂肪的機制，是求生所帶來的演化。

然而，現代已經沒有打獵的必要了。我們非但不缺糧食，甚至隨時隨地都有豐富的食物可用（當然這是指先進國家），**但基因還是有累積脂肪的機制。**

我們不會過度饑餓，沒有機會使用累積的脂肪。脂肪越積越多，這就是肥胖的成因。

人類本來就是肉食動物

我們再來回顧一下歷史，人類大約是從一萬年前開始，以稻米或小麥等穀物為主食。

農耕是一種在氾濫的大河流域播種的簡單行為，不過能夠儲存稻米和麥子，定居也變得可行了，人類組成大聚落一起生活，形成了奠定社會基礎的生活方式。

狩獵生活終日膽戰心驚，不曉得能否抓到獵物；相比之下，農耕的生活更為安泰，於是人類就邁向農耕生活了。

人類歷史和驟變的飲食環境

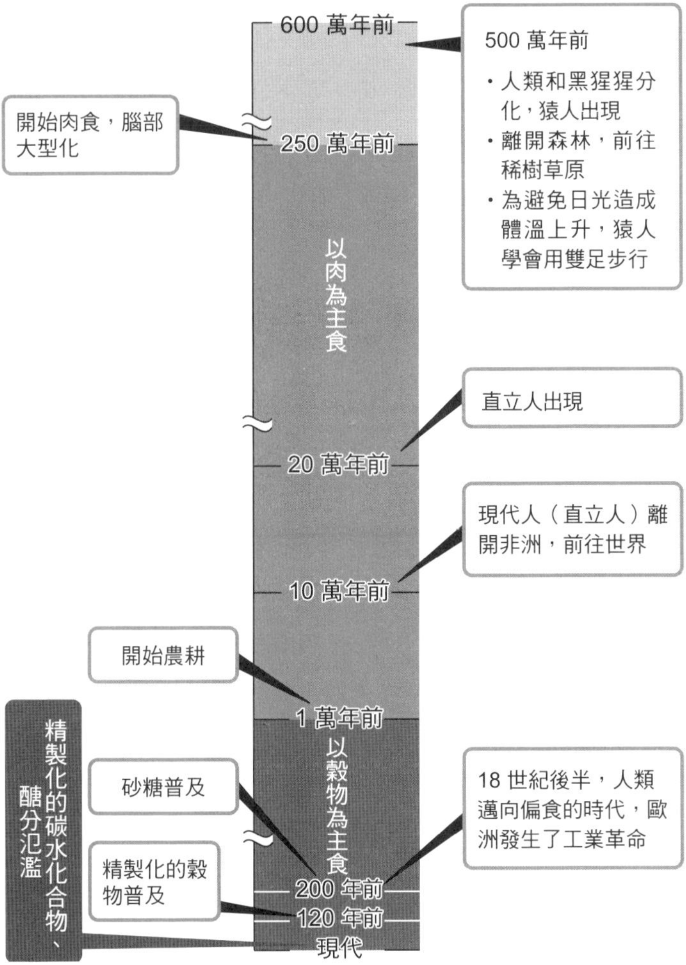
600 萬年前
500 萬年前
・人類和黑猩猩分化，猿人出現
・離開森林，前往稀樹草原
・為避免日光造成體溫上升，猿人學會用雙足步行
開始肉食，腦部大型化
250 萬年前
以肉為主食
直立人出現
20 萬年前
現代人（直立人）離開非洲，前往世界
10 萬年前
開始農耕
1 萬年前
以穀物為主食
精製化的碳水化合物、醣分氾濫
砂糖普及
18 世紀後半，人類邁向偏食的時代，歐洲發生了工業革命
精製化的穀物普及
200 年前
120 年前
現代

©JFDA日本功能性減重協會

人口有了爆發性的成長後，稻米、小麥、玉米等穀物的栽培也逐漸興盛。過去原始人食用的含醣食物，不外乎水果、樹果、木根等。從這些食物中攝取的醣分，分量想必不多。改吃穀物後，人類就開始攝取大量醣分了。

綜觀人類漫長的歷史，從吃肉演變到吃穀物是一件很突兀的事情。

人類從兩百五十萬年前開始，就具有適合肉食生活的代謝機能，我們的基因中含有肉食的習性。

在一萬年前突然開始吃穀物，基因也沒有改變。主食從蛋白質變成醣分，身體還是採用肉食的機制。大家都說「日本人是米飯國度的居民」，其實日本人以米飯為主食，也是從四千年前才開始的。

而所有含醣食品中，精製的碳水化合物和砂糖，是十八到十九世紀才廣為流傳。才短短的兩百年，兩百五十萬年中的兩百年。大家瞭解這個單位的差距嗎？兩者的單位差了百萬年啊，人類食用醣分就是如此「近代」的事情。

大量攝取精製化醣分的飲食生活，肉食性的身體有辦法適應嗎？

答案是否定的。這也代表，我們的身體負擔很大。最好的證據就是，罹患糖尿病、中風、心臟病、癌症、老人痴呆症的現代人愈來愈多。

一碗白飯的醣分，相當於「十七顆方糖」

現代人整天把醣分掛嘴邊，但真要討論什麼是醣分，相信很多人都答不出來。聽到醣分二字就聯想到砂糖或甜點的人，真的是太天真了！

米飯之類的穀物，幾乎是由醣分組成的。米飯、麵包等主食吃起來不怎麼甜，醣量卻高得嚇人。我們常用砂糖來換算，一碗白飯的醣量相當於十七顆方糖！確實，這樣看起來碳水化合物真的很驚人。

醣分包含了甜點或清涼飲料中的砂糖，水果中的果糖或葡萄糖，米飯、麵包、麵類、薯類中的大量澱粉，牛奶或乳製品中的乳糖……，總之有各式各樣的種類。

碳水化合物是三大營養素之一（蛋白質、碳水化合物、脂肪），是由醣分和食物纖維（膳食纖維）組成的。

大家通常把碳水化合物視為醣分，這並不正確。食物纖維沒有卡路里，卻是身體必須的營養。所以醣分和碳水化合物不該一視同仁。

醣分＝碳水化合物－食物纖維

只要記得這個公式，日後看到食品的營養成分就很容易理解了。

市售食品的營養成分標示，很少標出醣分，多半只標記碳水化合物的克數。遇到類似情況，我們只要知道碳水化合物和食物纖維的量，套入「碳水化合物－食物纖維」的公式中，就知道醣分的含量了。

常吃的主食，相當於幾顆方糖？

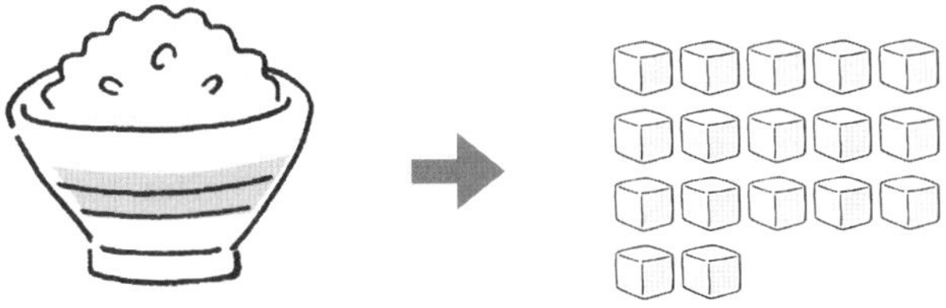

1 碗白飯
（150 克）

相當於 17 顆方糖
醣量 55 克

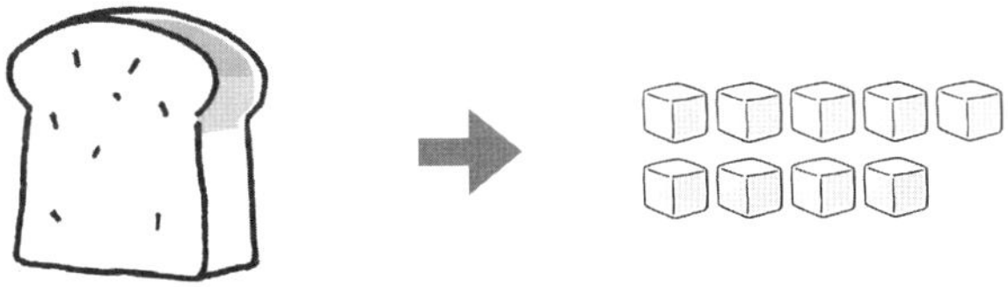

1 片吐司
（60 克）

相當於 9 顆方糖
醣量 20 克

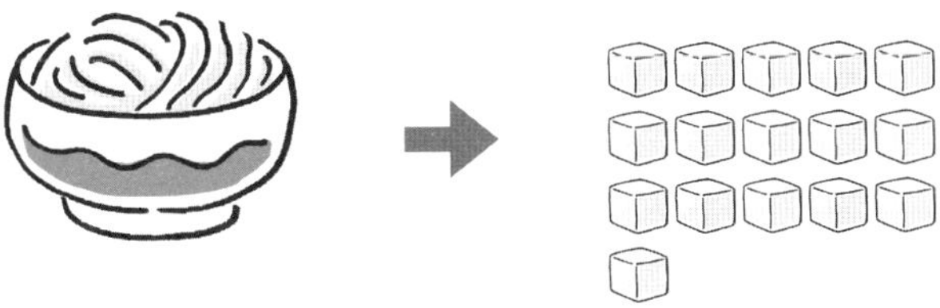

1 碗烏龍麵
（250 克）

相當於 16 顆方糖
醣量 52 克

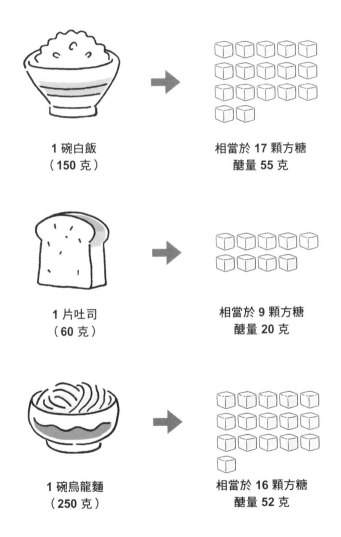

「零糖」或「無糖」，不代表完全沒有醣分

另外，請注意醣分和糖是不一樣的。醣分是指各式各樣的醣，而「糖」是指雙醣類（砂糖、乳糖、麥芽糖）或單醣類（葡萄糖、果糖）。

請參考下一頁的圖，記下「碳水化合物＞醣分＞糖」就好。

假設食物外包裝標示「無醣」，那麼或許是真的沒有醣分。不過若是「無糖」，就有可能包含「糖類以外的醣」了。有些食品標示「無糖」，當中卻添加了許多糖分以外的甜味劑。

還要請大家注意一點，那些標榜「零含量」或「無添加」之類的含量表現字眼，其實規定非常鬆散。日本政府的營養成分標示規則，規定鬆散得令人大吃一驚。

所謂的「無醣」不是真的完全沒有，例如「無醣」的發泡酒，每一百毫升可能也有零點四克的醣分。那麼五百毫升的罐裝酒，就有兩克了。

人工甜味劑中的醣分很複雜，請容我稍後再說明。

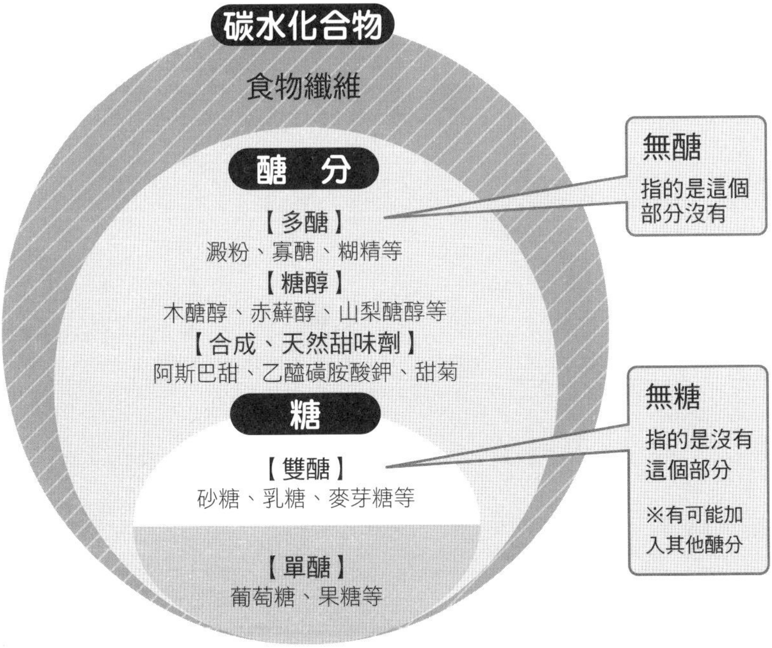

- 每 100 克的食品或每 100 毫升的飲料中，醣分未滿 0.5 克，即可標示「無醣」。
- 每 100 克的食品中，醣分未滿 5 克，或每 100 毫升的飲料中，醣分未滿 2.5 克，即可標示「低醣、少醣、去醣」等字眼。

©JFDA日本功能性減重協會

順帶一提，我們常聽到「糖分」這個字眼，這是一種很曖昧的表現方式。營養成分標示上沒有記載，純粹是被拿來當成一般用語，混淆了大眾的視聽。

大量攝取醣分，容易發胖

那麼大量攝取醣分會怎麼樣呢？

食物中的醣分，進入人體後會分解成「葡萄糖」。我們稱血液中的葡萄糖為「血糖」，血糖的濃度則稱為「血糖值」。

葡萄糖太多，也就是濃度太高的狀態，就稱為「血糖值過高」。

人體所有細胞都能利用葡萄糖，所以葡萄糖總是跟隨血液四處移動，人體也始終保持著一定的血糖值。

胰臟的蘭氏小島會分泌「胰島素」，幫助我們保持一定的血糖值。胰島素二十四小時不眠不休地慢慢分泌，在血液中促進細胞吸收血糖。這就是胰島素的「基礎分泌」。

攝取醣分會一口氣增加血液中的葡萄糖，導致血糖值上升。胰島素必須增加分泌量，來降低血糖值。這樣的現象稱為「追加分泌」。

血糖持續居高不下，血液的滲透壓上升會有致死的風險。人體察覺危險，就會一直追加胰島素。

胰島素追加分泌後，葡萄糖迅速被細胞吸收，血糖值就回歸正常了。被細胞吸收到體內的葡萄糖，多半是肌肉或大腦的活動能源。倘若所有攝取的醣分都被處理消耗了，那當然沒什麼問題，但通常都是消耗不完的。

多餘的葡萄糖無處可用，人體又不願意浪費，於是就送往專門儲藏的部位。**這個儲藏的部位，正是脂肪細胞！多餘的葡萄糖變成了脂肪，全部存進了脂肪細胞裡。**

後來大家調侃這種人體機制，胰島素也被戲稱為「肥胖荷爾蒙」。

當人體幸運吸收到醣分高的食物，胰島素會使醣分轉化成脂肪儲存起來。如此一來在沒有食物的時候，累積的脂肪即可拿來當作能量，度過難關。這就是我們的基因。

攝取醣分後造成的血糖變化

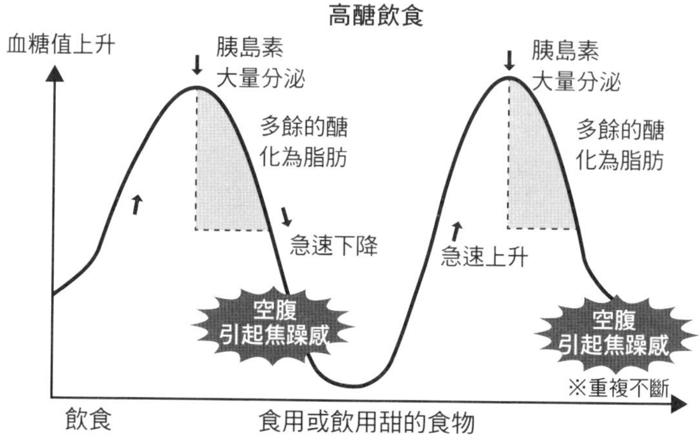

※吃穀物或甜食，導致血糖值上升後，胰島素就會大量分泌，將多餘的葡萄糖化為中性脂肪累積起來。血糖一旦下降，會有焦躁或缺乏集中力的情況。

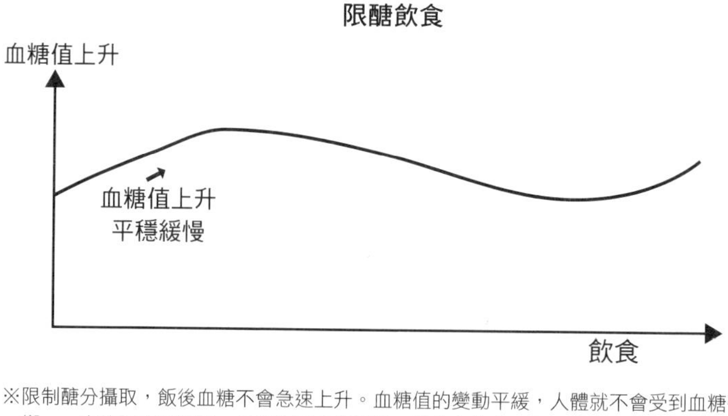

※限制醣分攝取，飯後血糖不會急速上升。血糖值的變動平緩，人體就不會受到血糖值的影響，一來脾氣不易暴躁，二來也不會想睡覺。胰島素的分泌量不多，中性脂肪也就不易累積了。

©JFDA日本功能性減重協會

胰島素本來是撐過狩獵生活的「武器」，但在一日三餐的現代社會，卻成了「不被需要」的代名詞。

吃太多醣，導致飯後想睡覺

現代人之中，有些人是不擅長代謝醣分的「原始人體質」。

這種體質最大的特徵，就是飯後想睡覺。飯後睡意異常強烈的人，吃完午飯後睏到根本沒辦法工作。一般認為他們的血液都集中到胃部幫助消化，腦部過度缺血才昏昏欲睡。其實很有可能是「機能性低血糖症」的關係。

我自己也是，從小就一直如此。吃完飯就想睡覺，我覺得這是很理所當然的事。學生時代也是吃飽就睡，腦袋很少保持清醒。

一直到我二十九歲左右，才知道自己有「機能性低血糖」的問題。那是我認識了擅長營養療法（又稱細胞分子營養矯正）的溝口徹先生，自己也學會營養療法的時候。

飯後想睡覺的原因

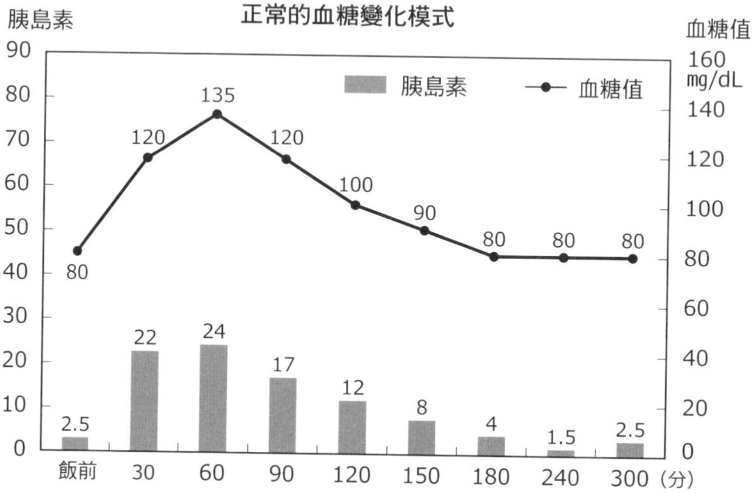
正常的血糖變化模式
胰島素
血糖值
90
80
70
60
50
40
30
20
10
0
160 mg/dL
140
120
100
80
60
40
20
0
胰島素
血糖值
80
120
135
120
100
90
80
80
80
2.5
22
24
17
12
8
4
1.5
2.5
飯前
30
60
90
120
150
180
240
300（分）

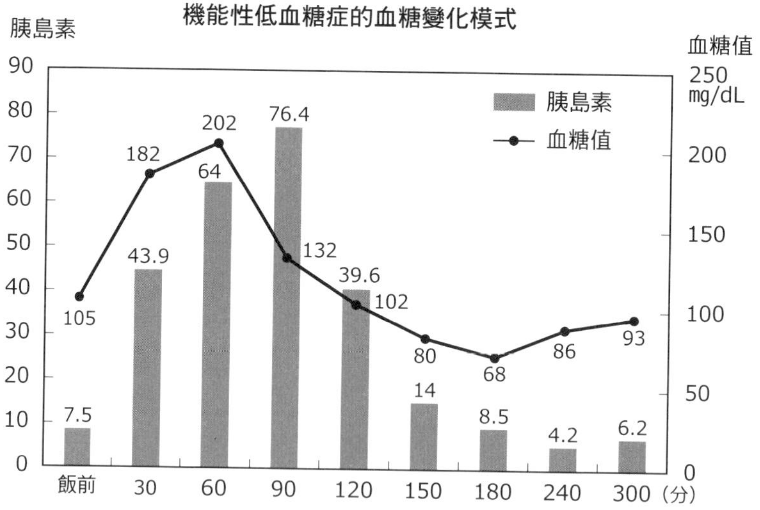
機能性低血糖症的血糖變化模式
胰島素
血糖值
90
80
70
60
50
40
30
20
10
0
250 mg/dL
200
150
100
50
0
胰島素
血糖值
105
182
202
132
102
80
68
86
93
7.5
43.9
64
76.4
39.6
14
8.5
4.2
6.2
飯前
30
60
90
120
150
180
240
300（分）

所謂的機能性低血糖症，是指攝取醣分後胰島素分泌太慢，無法抑制血糖急速上升的症狀。這與其說是病症，應該說是體質比較恰當。

而且不只分泌緩慢，分泌量也有較多的傾向。飯後升高的血糖值，就跟雲霄飛車一樣急速下降。**血糖的迅速下降，跟睡意或頭痛有直接的關聯**。有些人血糖降得太多，還有心悸、手腳發麻發抖、焦躁的情況。

因為肥胖而胰島素分泌異常的人，瘦身後症狀也會跟著改善。缺乏肌肉而不易利用葡萄糖的人，可以藉由增加肌肉量來消耗葡萄糖，達到抑制血糖上升的作用。

不過，最根本的解決辦法是「不要攝取容易使血糖上升的飲食」，這也意味著盡量不要攝取醣分。

對上述症狀有頭緒的讀者，不妨試著思考自己是否有機能性低血糖症。從現在開始實踐生酮飲食法，飯後將不再想睡覺，身體更健康。

最危險的醣分，即白飯、吐司、甜食

有一件事千萬不要忘記，會導致血糖上升的只有醣分而已。吃下高卡路里的食物，只要不含醣分，血糖就不會上升，胰島素也不至於追加分泌。

攝取脂肪、蛋白質與肥胖沒有直接關聯，因為促進脂肪累積的胰島素並未增加。

看到這裡，相信讀者已瞭解吃肉或脂肪也不會胖的理由了。接下來，我再逐步告訴各位醣分是多麼不必要的物質吧。

醣分中最糟的物質，莫過於精製糖。亦即白飯、吐司，或甜食、飲料中的白砂糖，那是最危險的物質。即使分量不多，吸收的速度也非常快。

一整碗的白飯，食用時雖不像砂糖一樣甘甜，但終究跟方糖沒兩樣。在經過消化器官後，白飯跟方糖一樣會轉變成葡萄糖，造成血糖劇烈上升。血糖值一口氣暴增後，受到驚嚇的人體便加快釋放胰島素，迅速降低血糖值。

每當這種雲霄飛車式的下降發生，體內自律神經的交感神經就會特別亢奮。所謂的交感神經，是戰鬥時優先啟動的部位，會拉高血糖以備戰鬥，收縮身體末梢的微血管。遍佈末梢血管的手腳冰冷，可能也是由此引起的。

此外，血糖值的劇烈升降，也會增加活性氧。研究發現活性氧有增加罹癌率的風險，必須特別留意。

近年來，「糖化」是很受重視的問題。這也是只要血糖值飆高，就容易引起的症狀。糖化是指體內的蛋白質和過剩的醣分，受體溫影響交互作用，產生出俗稱最終糖化蛋白的惡性物質。

糖化的蛋白質失去了原本的機能，變成了最終糖化蛋白，導致活性氧增加，是動脈硬化、白內障、以及各種老化的肇因。且一旦生成最終糖化蛋白，便很難排出體外。

最重要的是，別讓血糖劇烈變動，也不要讓胰島素追加分泌。因此，唯有盡量避免攝取醣分，才能維持健康。

人體也能自行產生葡萄糖

每次我勸大家不要攝取醣分，一定有人會反問我。

「不吃醣腦袋不靈光啊。」「這樣大腦會缺乏營養。」「身體容易虛吧。」

他們不知道的是，完全不攝取醣分也不會有上述的問題。醣分易於儲存，是一種在缺氧狀態下也能使用的方便營養素。所以，就算沒從食物中攝取醣分，我們人體也具有在體內生成醣分的機制。

簡單說，就是破壞肌肉來製造葡萄糖。這樣的機制稱為「葡萄糖新生」，代表重新創造葡萄糖的意思。

正確來說，構成肌肉蛋白質的胺基酸，還有構成脂肪的甘油，在肝臟裡生成葡萄糖的過程就叫「葡萄糖新生」。

人體內最常利用葡萄糖的部位，莫過於腦部的神經細胞了。據說在靜養的狀態下，也會消耗大約兩成的代謝能量（後文我將告訴各位，葡萄糖不是腦部唯一的營養源，這種能量也不是絕對的）。

事實上，有的細胞比腦部更需要醣分，那就是在血液內輸送氧的「紅血球」。紅血球特別依賴醣分，只能用醣分作為營養源。

從計算的層面來看，腦部一小時需要四克醣分，紅血球則需要兩克醣分。加起來我們一小時需要六克醣分。但肝臟可以生成的醣分，每小時也剛好是六克，配合得相當完美。

葡萄糖分新生所需的材料「胺基酸」，當中具有無法在體內生成的「必要胺基酸」。而構成脂肪的脂肪酸，也有無法在體內生成的「必要脂肪酸」（詳情參照一六一頁）。所以說，這些營養得從飲食攝取才行。

「醣分」非人體的必要營養素

換言之就理論來說，只要從飲食中攝取必要胺基酸和必要脂肪酸，完全不攝取醣分也無妨，我們在休養時即可獲得活動所需的能源。

最重要的是，人體有所謂的必要胺基酸（包含在蛋白質中）或必要脂肪酸，可並沒有必要的醣分。

日本政府在二〇一五年也提出，醣分並非必要的營養素。

此外，也以「碳水化合物」為例說明，如下：

「消化性碳水化合物每天最少需要一百克左右，但這不代表真正的最低需求量。肝臟會配合需要，利用肌肉釋放的乳酸或胺基酸，以及脂肪組織釋放的甘油來進行葡萄糖新生，供給血液中的葡萄糖。另外，幼兒以外的人攝取的碳水化合物，通常也比這個分量多。因此，以此分量為依據，來推算必要量是沒意義也沒價值的。（中略）再者，關於醣分，要推斷日本人的攝取量並不容易，故不討論基準設定。」

很意外嗎？首先，放棄先入為主的觀念吧，人類不是非得從飲食中攝取醣分。葡萄糖新生會幫我們生成葡萄糖，因此，不攝取醣也沒關係。

戒不了醣，是因為「醣中毒」了！

攝取過多醣分對身體不好，為什麼我們還吃了幾百年呢？為什麼沒有人大力勸阻我們，不要再吃醣了呢？

這是因為我們都醣中毒了，把米飯、麵包、麵條等醣分當成「主食」，就是一切錯誤的罪魁禍首。

醣分有強烈的中毒性和依賴性，一旦長期食用，很難擺脫中毒狀態。

這絕非危言聳聽，醣分是一種對大腦有影響的物質。就跟我們戒不了香菸或毒品一樣，不管我們是否饑餓，都想攝取大量的醣分。這種欲望沒獲得滿足，人就容易焦躁或發脾氣。

好不容易攝取到醣分後，大腦會分泌多巴胺。獲得強烈快感的腦部，就會命令我們攝取更多醣分來維持快感。

這樣的機制跟服用毒品沒兩樣，不增加分量就無法滿足，這無疑是「中毒」癥兆。我們用老鼠來實驗，持續給予牠們百分之十的糖水，其攝取量也出現愈來愈多的趨勢。

經過麵包店旁，受不了麵包香氣引誘的人，表示中毒症狀已很嚴重，請各位務必要有自覺才好。

脂肪，人體真正必要的營養

誠如前文所述，身體的營養來源是「醣質」「脂肪」「蛋白質」。其中，蛋白質是「構成」身體的重要成分，因此主要是靠醣分和脂肪來充當能源。

人在休息的時候，消耗的醣分和脂肪比例是二比八。從這點我們不難看出，人體基本上是以脂肪為能源。

一克醣分有四大卡熱量，肌肉只能儲存三百克醣分，相當於一千兩百大卡；肝臟只能儲存一百二十克醣分，相當於四百八十大卡。

反之，一克脂肪有九大卡熱量，是醣分的兩倍以上，且脂肪可不斷儲存，甚至儲存到發胖的地步。

因為脂肪是人體主要的能量來源，也難怪胰島素會把醣分變成脂肪，進而儲存。脂肪才是身體重要的能量來源，詳情將在下一章詳述。

專欄 3

實踐生酮飲食後，參加選美也得獎了！

我在社團法人日本功能性減重協會擔任副理事長，瀧井真一郎先生是本會認定的「生酮飲食顧問」，他也是經營運動俱樂部「pml」的訓練員。知名女演員原日出子小姐是pml的橫濱會員，她在瀧井先生的協助下減肥成功了！會員中還有人參加「日本性感身材選美大會」，號稱是世界第一個各年齡層男女都能參加的大會。二〇一四年，有會員分別奪得第二名和第三名，二〇一五年則奪得第二名。瀧井先生說，他幫助參賽者透過限醣來減少體脂肪。自從學了生酮飲食法，他有了更明確的自信來指導大家。尤其這場選美，最看重的是如何培養勻稱的身材，需要極為仔細的指導。在增加肌肉的同時減脂，還要保持健康的外貌，相信這種需求在未來只會有增無減。

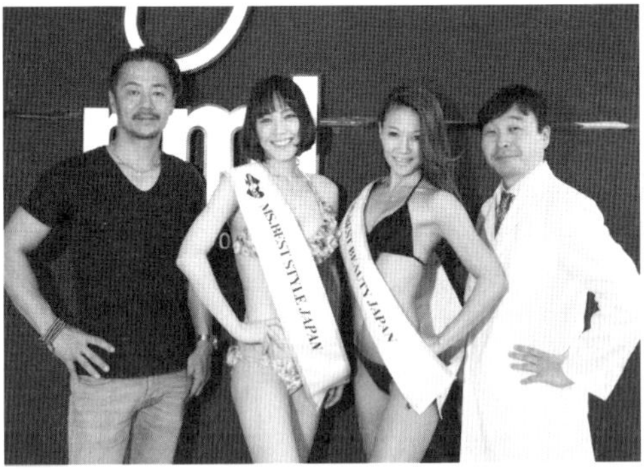

從左邊開始，依序是瀧井先生、得獎者相馬小姐、坂卷小姐、還有我。

• Pml運動俱樂部
http://www.p-m-l.jp/

第 4 章

吃肉為什麼能瘦，甚至抗癌？關鍵在於「酮體」

酮體，代替醣分的能量

就算我們完全不從食物攝取醣分，人體也有葡萄糖新生的機制，不必擔心低血糖。不過也有人堅持，缺乏醣分會使腦袋昏沉，造成低血糖。

我再說一次，低血糖是因攝取醣分造成的！

當我們大量攝取醣分（可能本人不覺得那叫大量），血糖上升會促使胰島素增加。一口氣增加的胰島素又導致血糖急速下降，便形成「低血糖」。況且，我們已知道醣不是腦部唯一的能量來源。

有些人大概會說，腦細胞只能使用葡萄糖，這不是常識嗎？

確實，這種說法行之有年，醫學書上也是這樣記載。

如今很多醫療人員還是相信老舊的理論。很遺憾，我只能說他們太不用功了。那些老舊的理論，很明顯是錯誤的。請各位注意，不接受這種思維的變革，接下來我們很難繼續解釋。

追根究底，「腦部只能使用葡萄糖，所以必須攝取醣分」的說法，到底是怎麼來的？

腦部有一個類似關卡的部位，即血腦屏障（blood-brain barrier），算是防止異物入侵的系統。能通過這個地方的營養，只有葡萄糖，脂肪和蛋白質的分子因過大而無法通過。

這也就不難想像，大家誤以為醣分是大腦唯一的營養源。

根據近年的研究顯示發現，除了葡萄糖以外，還有其他物質能通過屏障。那就是「酮體」。酮體是生酮飲食法的名稱由來，對我們的身體也是很有益的物質。不受屏障阻礙的酮體，也能成為腦部的能量來源。

研究還發現，**酮體能成為體內各種細胞的營養，堪稱「醣分的替代能源」**。甚至有人懷疑，酮體才是人類本來的能量來源。

利用限醣產生酮體，進而變瘦

前文我也說明過，人體的三大營養來源是碳水化合物、脂肪、蛋白質。我們從蔬菜水果中攝取再多的維他命和礦物質，也無法充當能量使用，那只是幫助我們生成能量罷了。

作為能量的優先順序分別是醣分、脂肪、蛋白質，這一點很重要。

一般來說，攝取醣分是從分解食物中的醣來獲得能量，這種回路稱為「醣解」。三餐和點心都吃含醣食物，身體長期存在大量醣分，就會一直使用醣。

人體有一種名為「醣原」的儲藏機制，會利用肌肉、肝臟來儲存和使用醣分（當成能源燃燒）。一旦有用不完的多餘醣分，就會被胰島素轉換成中性脂肪儲藏起來，這就是肥胖的成因（詳情參照一二〇頁）。

那麼，深夜長時間沒進食，人體沒有吸收到醣分又會如何呢？事先儲藏的醣原只能使用幾個小時，最後還是會用完（詳情參照一二一頁）。

為了應付這種狀況，人體具有自動生成葡萄糖的系統，即「葡萄糖新生」，這在前文也提過了。

葡萄糖新生是用脂肪分解的甘油，以及構成肌肉的胺基酸來生成葡萄糖。只不過，葡萄糖新生所生成的量是有限的。

所以，我們要把「以醣為主」的能源系統，轉換成「以脂肪酸為主」的能源系統，亦即分解體內的中性脂肪來生成能源。此時，部分的脂肪酸會在肝臟轉變成酮體（詳情參照一二〇和一二一頁）。這便是「酮體回路」（即酮體合成的過程）。

分解體脂肪來生成酮體能源，正是幫助我們「瘦身」的機制。

產生酮體後，會成為細胞的能源

酮體回路的原理如下，脂肪細胞中的中性脂肪先被分解成脂肪酸和甘油。兩者順著血液流遍全身，脂肪酸可以直接當成能源使用，故在前往肝臟的途中就會被肌肉等組織使用。百分之七十的脂肪酸在這裡消失，剩下的脂肪酸抵達肝臟，成為肝臟的能量來源。

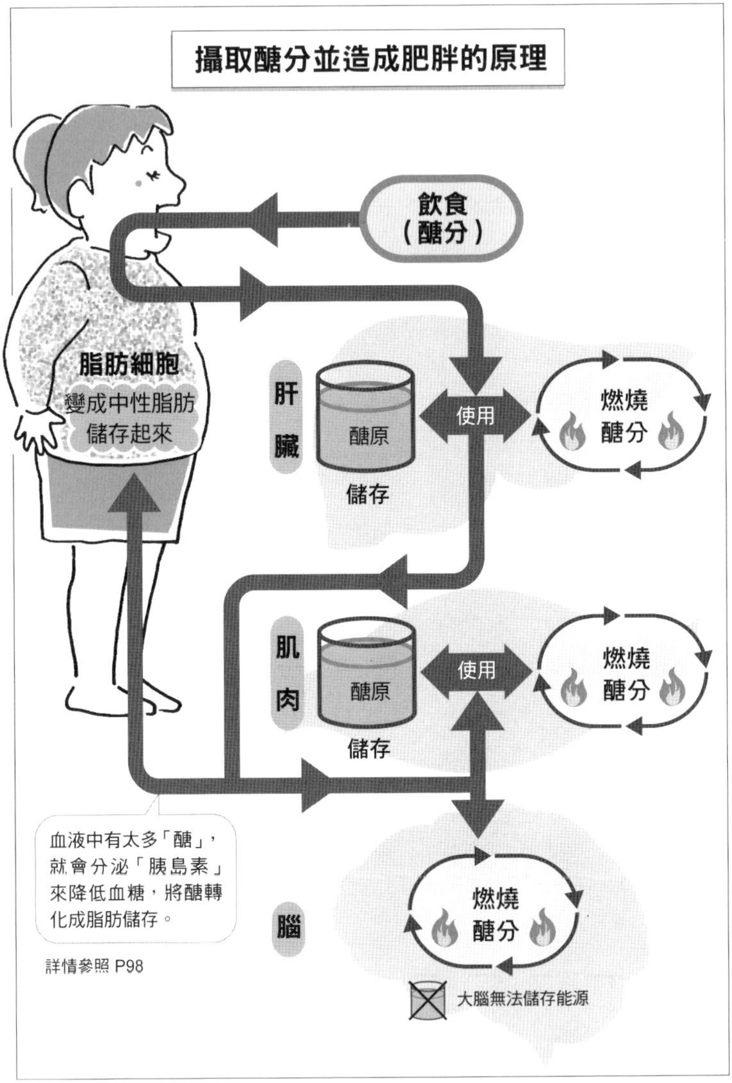
攝取醣分並造成肥胖的原理
飲食
（醣分）
脂肪細胞
變成中性脂肪
儲存起來
肝
臟
醣原
儲存
使用
燃燒
醣分
肌
肉
醣原
儲存
使用
燃燒
醣分
血液中有太多「醣」，
就會分泌「胰島素」
來降低血糖，將醣轉
化成脂肪儲存。
詳情參照 P98
腦
燃燒
醣分
大腦無法儲存能源

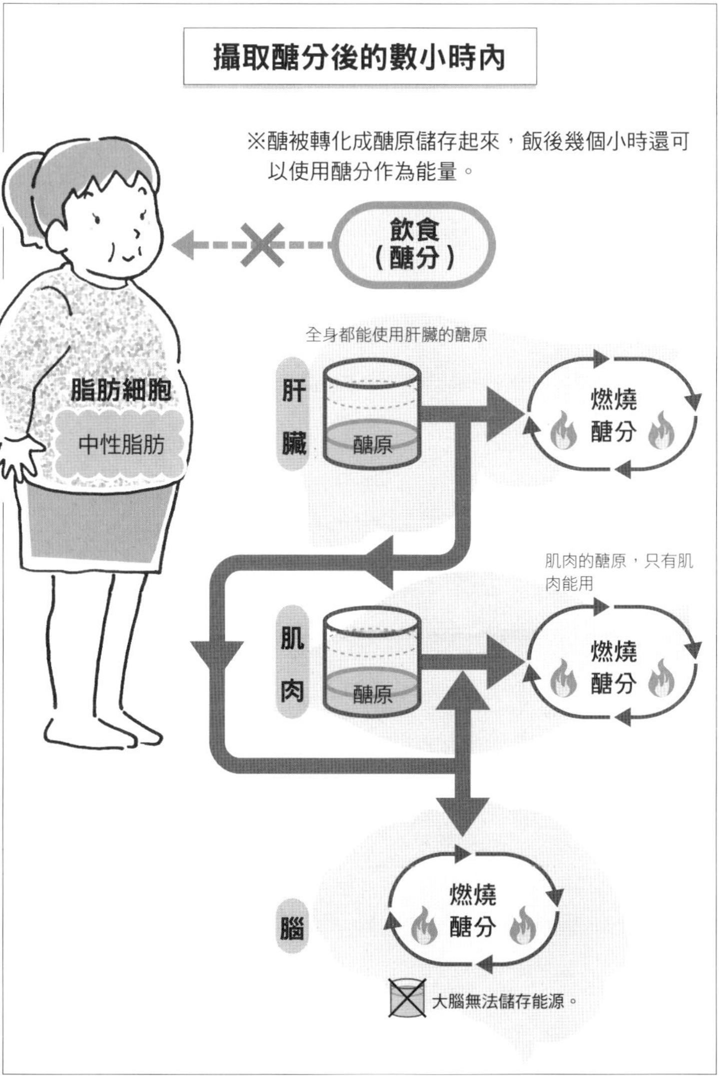
攝取醣分後的數小時內
※醣被轉化成醣原儲存起來，飯後幾個小時還可以使用醣分作為能量。
飲食（醣分）
脂肪細胞
中性脂肪
全身都能使用肝臟的醣原
肝臟
醣原
燃燒醣分
肌肉的醣原，只有肌肉能用
肌肉
醣原
燃燒醣分
腦
燃燒醣分
大腦無法儲存能源。

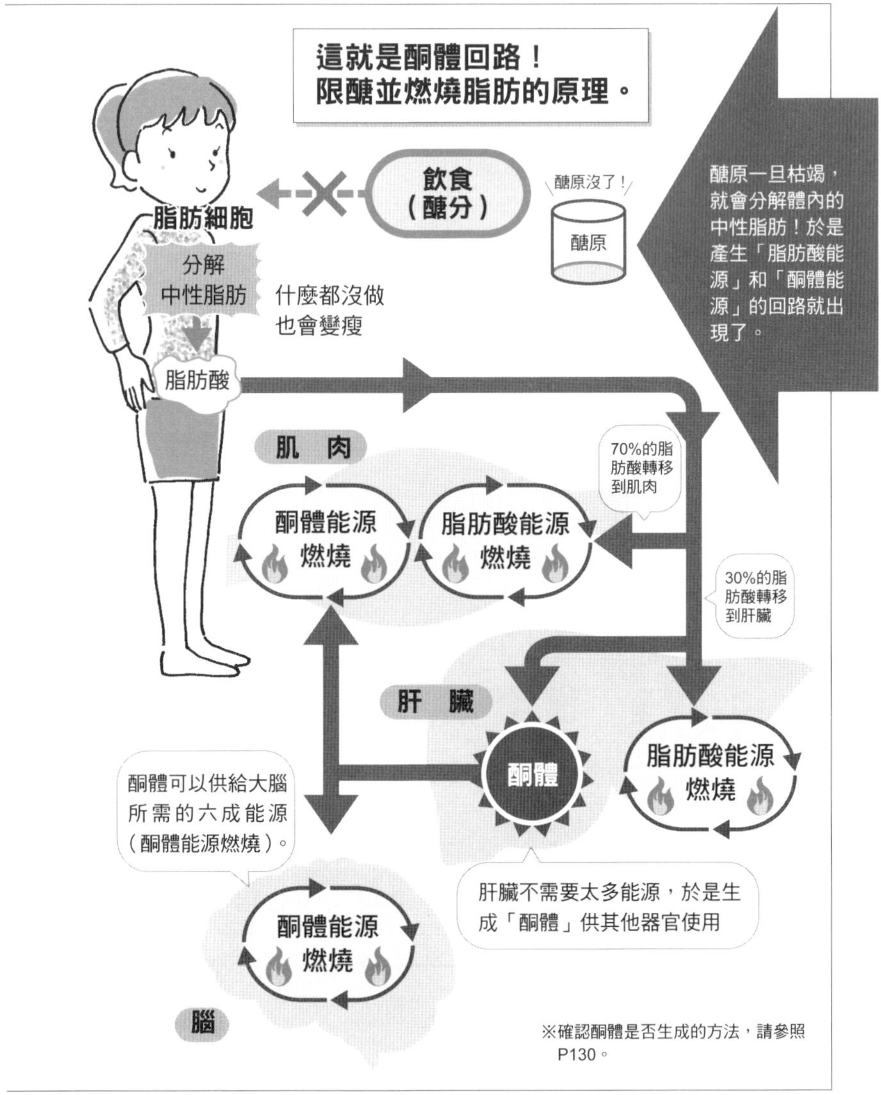
這就是酮體回路！
限醣並燃燒脂肪的原理。
飲食
（醣分）
醣原沒了！
醣原
醣原一旦枯竭，就會分解體內的中性脂肪！於是產生「脂肪酸能源」和「酮體能源」的回路就出現了。
脂肪細胞
分解
中性脂肪
什麼都沒做
也會變瘦
脂肪酸
肌　肉
70%的脂肪酸轉移到肌肉
酮體能源
燃燒
脂肪酸能源
燃燒
30%的脂肪酸轉移到肝臟
肝　臟
酮體
脂肪酸能源
燃燒
酮體可以供給大腦所需的六成能源（酮體能源燃燒）。
肝臟不需要太多能源，於是生成「酮體」供其他器官使用
酮體能源
燃燒
腦
※確認酮體是否生成的方法，請參照P130。

為什麼要攝取蛋白質？「葡萄糖新生」的原理

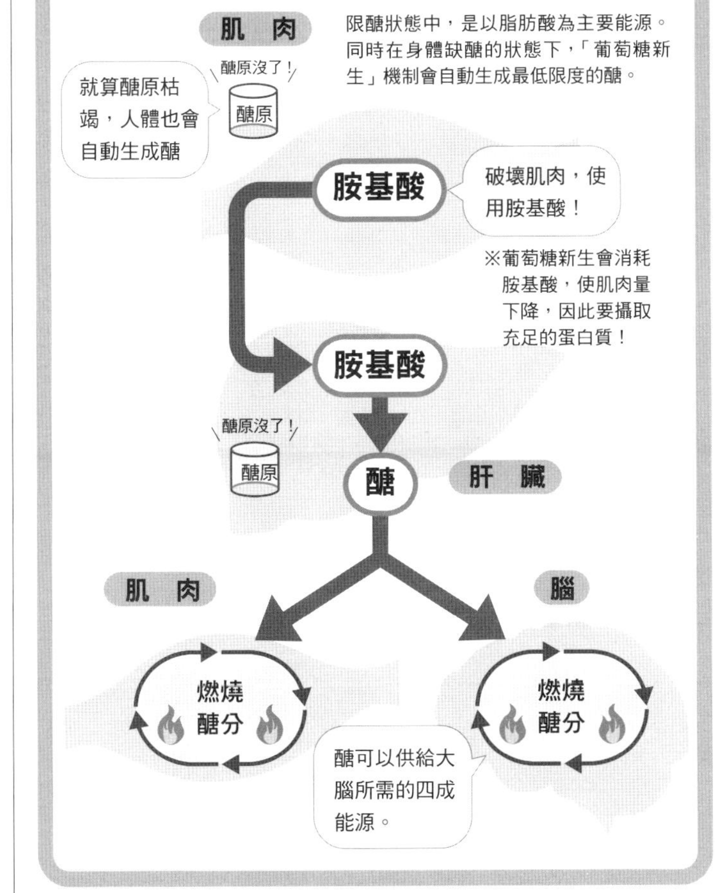

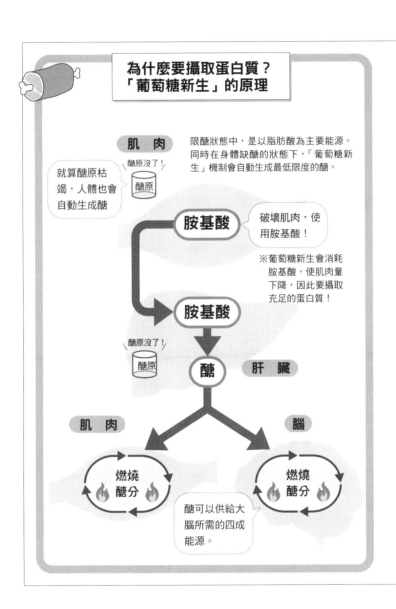

肌　肉
醣原沒了！
醣原
就算醣原枯竭，人體也會自動生成醣
限醣狀態中，是以脂肪酸為主要能源。同時在身體缺醣的狀態下，「葡萄糖新生」機制會自動生成最低限度的醣。
胺基酸
破壞肌肉，使用胺基酸！
※葡萄糖新生會消耗胺基酸，使肌肉量下降，因此要攝取充足的蛋白質！
胺基酸
醣原沒了！
醣原
醣
肝　臟
肌　肉
腦
燃燒醣分
燃燒醣分
醣可以供給大腦所需的四成能源。

問題是肝臟不需要這麼多能源，於是生成了「酮體」分給其他器官，讓其他器官能夠使用這種能源。

至於甘油，則在肝臟的葡萄糖新生作用下，變成了醣。酮體回路一經啟動，生成的酮體就會成為各種細胞的能源。尤其是心臟、腎臟、腦部神經細胞等，會消耗特別多。

刻意不攝取醣分，使醣分處在枯竭的狀態，使人體必須供給酮體作為替代能源，酮體回路也就更活躍。換句話說，脂肪細胞中的中性脂肪會一直被分解釋出。這種活躍狀態稱為「生酮狀態」。

人體缺乏醣分，也不會有營養不足的問題。因此「刻意營造缺醣狀態，利用飲食法啟動酮體回路」，就是生酮飲食的思維。

胺基酸不足，才要攝取蛋白質

生酮飲食法不但有利瘦身，更具有恢復健康的神效，因此有些人看待生酮飲食法往往不夠客觀。他們常常忽略了蛋白質的重要性。蛋白質有合成人體的作用，故很少拿來作為能量使用。生酮飲食法的主要能量來源是脂肪。

不過，**葡萄糖新生會消耗肌肉的胺基酸，我們在實行生酮飲食法時，必須大量攝取蛋白質來維持體內的蛋白質水平，這一點非常重要。**

為了預防此現象，大量吃肉能幫助健康瘦身。

蛋白質的攝取量不足，身體就會動用到肌肉的蛋白質。

缺乏專業指導的限醣實踐者，很容易在這一點上犯錯。單純限醣卻沒有攝取足夠的營養，身體一定會出問題的，請特別留意。我們要減的只有脂肪，千萬別忘了這個初衷。

酮體被視為寇仇的原因

有很長一段時間，酮體被視為寇仇。時至今日，也還是有不少人對酮體有誤解。誤解的原因是，糖尿病的檢查項目中有「酮體」這一項。

生酮飲食的七大關鍵字

・醣分
醣分＝碳水化合物－食物纖維。我們不需要醣分，卻不能缺乏食物纖維。

・血糖值
表示血液中葡萄糖濃度的數值，最好保持一定的基準，避免上升。

・胰島素
血糖值上升時大量分泌的「肥胖賀爾蒙」，必須避免分泌。

・限醣
刻意讓醣分枯竭，使身體轉而利用脂肪作為能源。

・葡萄糖新生
從肌肉的胺基酸和脂肪的甘油中來生成葡萄糖的系統。

・酮體
燃燒脂肪時，從部分脂肪酸中生成的物質。

・酮體回路（生酮回路）
從體脂肪生成酮體的一連串機制，由於會燃燒脂肪，因此有瘦身效果。

套一句比較專業的說法，所謂的酮體是指「乙醯乙酸」「3-羥基丁酸（又稱為β-羥基丁酸）」「丙酮」的總稱。

血液中含有大量酮體的狀態稱為「酮病」。血糖位於正常水平，只有酮體濃度特別高，就營養學的層面來看是健康的。

醫學院教導我們，血液或尿液中含有酮體，那是指體液呈酸性的「酮酸症」狀態。這種狀態的血糖值和血中酮體濃度都很高，超出血液的調和機能，過度傾向酸性，是非常危險的狀態。

聽起來跟「酮病」很像，兩者卻完全不一樣。

有些知識不足的醫生一聽到酮體或酮病，就擅自和酮酸症聯想在一起，始終抱持著否定的態度。

酮體也有長壽作用

隨著酮體的研究日新月益，大家發現酮體非但不是寇仇，反而有驚人的健康效果。幾乎三不五時都有嶄新的佐證資料增加。

只要保持生酮狀態，除了體脂肪會確實下降以外，糖尿病的風險也會降低。如今我們也發現這種狀態有助防止動脈硬化。

其中還有一個大發現，那就是酮體對健康長壽十分有益。

發現這一事實的，是日本功能性減重協會的顧問艾利克・巴登教授（隸屬於加州大學舊金山分校）。自從他的論文發表後，酮體開始廣受世人矚目。

巴登教授的研究指出，酮體生成的時候會觸發長壽基因（SIRT3）。

每個人都有長壽基因，可惜豐衣足食的現代人平常無法啟動這樣的機制。

結果顯示，要在生酮狀態下才有辦法啟動。

巴登教授告訴我們，**酮體本身就是抗氧化誘導物質**。

嚴格來講酮體分成三種，研究報告記載，其中的β-羥基丁酸會活化一種酵素，讓活性氧變得無害。

食用椰子油，增加三倍酮體

最近特別受到矚目的，是酮體對阿茲海默症的治療效果。酮體本來是人體缺醣時，從脂肪酸生成能源的副產物。其實在醣分尚未枯竭的情況下，攝取中鏈脂肪酸油（MCT）也能生成酮體。

說到中鏈脂肪酸，最受歡迎的莫過於椰子油了！此外，椰子油也有抑制阿茲海默症的效果，已受到證實。

美國的梅利亞．T．紐波特博士的著作，促成了這筆商機。書中記載她讓丈夫攝取中鏈脂肪酸，丈夫的病況有了戲劇性的好轉。

她在給丈夫食用的燕麥片中，添加了富含中鏈脂肪酸的椰子油，丈夫的症狀當天就大有起色！其後的三年間，她持續讓丈夫食用椰子油，阿茲海默症的症狀持續改善，病情也沒有再惡化了。

葡萄糖是大腦的能量來源，阿茲海默症是一種大腦無法善用葡萄糖的症狀。由於腦部缺乏營養，記憶力和判斷力也隨之下降。不過，大腦可以使用葡萄糖以外的能源，那就是本書的主題「酮體」。

酮體是肝臟以脂肪酸生成的，根據生酮飲食法的說明，這些脂肪酸是皮下脂肪等體內累積的脂肪。

實際上，經口攝取的脂肪酸也能化為酮體。

脂肪細胞只在醣分枯竭時生成酮體，**椰子油中富含的中鏈脂肪酸，攝取後會直接運往肝臟生成酮體。**如此一來，即可快速增加體內的酮體了。

這一點已經過日本功能性減重協會的驗證（請參照下一頁的圖表）。我們找了十名實驗者攝取三十三克的椰子油，三小時後，他們血液中的酮體濃度平均達到了三倍。

雖說攝取中鏈脂肪酸能夠生成酮體，但如果沒有配合限醣措施，就無法獲得生酮飲食法的瘦身效果。

這種利用酮體抗氧化誘導作用的飲食法，被稱為「MCT生酮飲食法」。也就是不限制醣分，光靠椰子油中含有的中鏈脂肪酸來生成酮體的飲食法。

食用椰子油，能快速增加酮體

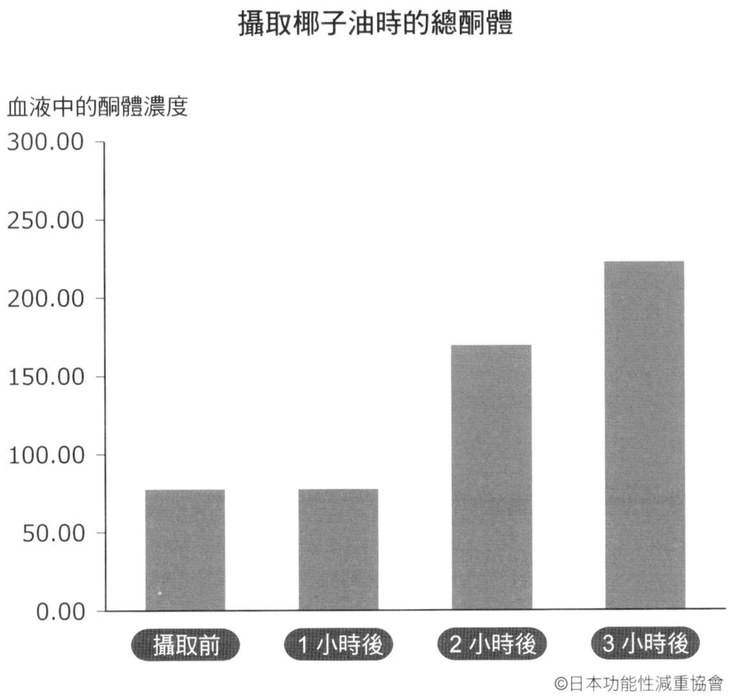

讓體內生酮，有效抑制癌細胞增生

此外不少人在逐步研究，生酮飲食法是否可用來預防或治療癌症。之所以有這樣的想法，是因為多數的癌細胞沒有葡萄糖就無法生存的關係。癌細胞會大量消耗葡萄糖，只要斷絕葡萄糖的供給，癌細胞就無法在體內生存和增殖了。

檢查癌症的PET（正子電腦斷層掃描）是利用癌細胞吸收葡萄糖的特性，所進行的一種影像檢查方式。這種檢查方式等於在宣告**「醣是癌細胞的養分」**。

體內絕大多數的健康細胞，都能使用葡萄糖、脂肪酸、酮體。不過，大部分的癌細胞無法使用酮體。癌細胞需要大量的醣分，卻用不到酮體。生酮飲食法不攝取醣分，只用酮體作為能量來源，或許可以藉此斷絕癌細胞。

這樣的說法聽起來很新穎，但一九二〇年的德國生化學家歐德・瓦爾布魯克博士就發表過了。他發現癌細胞擁有缺損的粒線體，是仰賴醣分生存，並於一九三一年獲得了諾貝爾生理學和醫學獎。

癌細胞吃醣後，會不斷增生

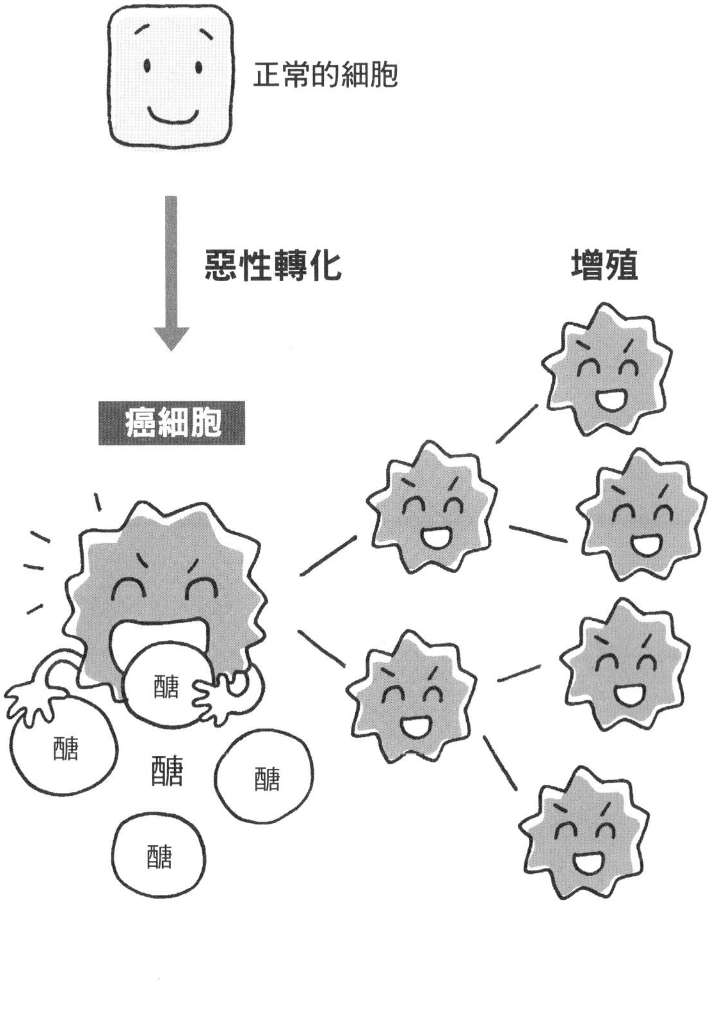

癌症已是一種可以預防的疾病，遺傳因素居多的說法早就跟不上時代了。基因和環境因素的影響，才導致了癌症發生。環境因素佔了百分之九十五，基因只佔百分之五。而環境因素的風險中，飲食生活又佔了百分之三十的比重。由此可見，生酮飲食確實對預防癌症有重大的影響。

專欄 4

體內有氧氣，抗癌效果更好

在 P130 也說明過，利用生酮飲食法預防癌症的研究一直持續進行中。尤其在動物實驗或人體臨床實驗中（乳癌和腦部腫瘤），已經有報告證實了合併使用「生酮飲食法」＋「MCT」＋「高壓氧療法」，具有一定程度的功效。癌細胞主要利用醣分，不太習慣利用酮體和其他來自脂肪的能量。因此有學者懷疑，MCT生酮飲食法是否有效（請參照 P128 的內容）。其實就算不採用生酮飲食，攝取MCT油脂（中鏈脂肪酸，如椰子油）或Omega-3脂肪酸，能抑制炎症（炎症會促使癌細胞轉移，降低免疫機能），不利癌症發展的可能性。再者，癌細胞周圍缺氧，造成正常細胞（免疫細胞）的功能低落。所以在愈來愈多醫療現場中，開始採用高壓氧療法，讓病人體內充滿氧氣。在我擔任院長的五反田「溫熱治療設施」中，也採用這種合併生酮飲食的治療方式。透過氧化身體的全身溫熱療法，配合生酮飲食法來幫助病人治療癌症。

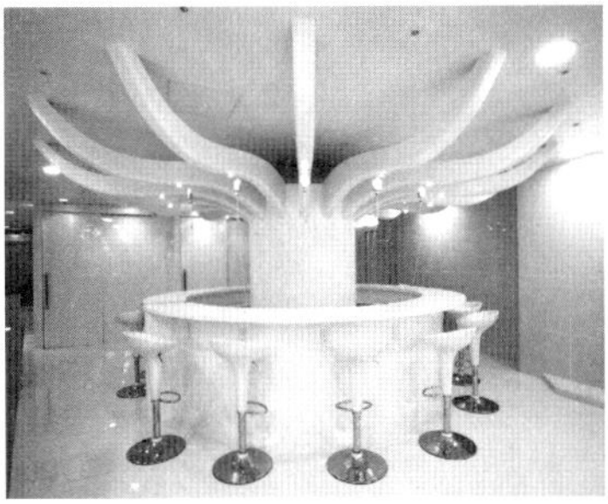

• 溫熱治療設施
http://thermo-cc.com/

第 5 章

不必節食或戒酒，生酮飲食這樣吃最有效！

實行生酮飲食法前的注意事項

現在，終於要進入實踐篇了，在開始之前先提醒幾點注意事項，包括：

❶ 每個人都該注意的共同點

避免肌肉量下降

比起其他的限醣措施，生酮飲食法因經過周全的考量，能盡量避免肌肉量下降，但細心管理總是有利無害。

我們該注意的不光是每天的體重變化，而是「除脂肪體重（除去脂肪的體重）」的減少。如果除脂肪體重降低了，這就代表你減去的是肌肉和骨質，不是脂肪。這一點很重要，因為你很可能欠缺蛋白質或必要營養素！

首先，沒有體組成計的人，請去買一個吧。

所謂的「體組成」是指肌肉、骨骼、脂肪、水分等構成人體的成分。

「體組成計」則是檢測這些數值的器具，最近體組成計愈來愈普及，價格也變得非常親民。為了健康管理，每個家庭建議準備一台較好。

話雖如此，只購買能測體重和體脂肪率的機種也可以。然後，每天在固定時間和固定條件下測量，記錄測量的結果。亦可使用手機的應用程式記錄，程式會自動歸納成圖表，有助我們維持幹勁。

一早起來上完廁所後站上體組成計測量，是大多數人比較容易持之以恆的做法，比較數值也更方便。

體脂肪率是從體內水分推算的數字，洗完澡後測不出正確的數字，請各位留意。

從體脂肪率能輕易推算出體脂肪的重量：。

體重（公斤）×體脂肪率（％）＝體脂肪量（公斤）

例如，體重六十公斤，體脂肪率三十二％的人……

體重（六十公斤）×體脂肪率（三十二%）＝體脂肪量（十九・二公斤）

體脂肪量就是十九・二公斤了。接著，體重扣除「體脂肪量」就是除脂肪體重了。六十公斤減十九・二公斤，除脂肪體重為四十・八公斤。

將前面這些項目綜合起來，即為除脂肪體重的算式，如下：

體重（公斤）－〔體重（公斤）×體脂肪率（%）〕＝除脂肪體重（公斤）

實踐生酮飲食法期間，務必每天記錄體重、體脂肪率（體脂肪量）、除脂肪體重，且不能讓除脂肪體重下降。

「我們要減的只有脂肪而已」。

請各位銘記在心。

除脂肪體重的算法

例如：體重 60 公斤的人，體脂肪率 32%，除脂肪體重為多少？

體重（60 公斤）－〔體重（60 公斤）×體脂肪率（32%）〕＝除脂肪體重（40.8 公斤）

❷哪些人不能嘗試，或要特別小心？

糖尿病、肝臟、腎臟病患者

生酮飲食法基本上是適合健康群眾的減肥法。

凡有痼疾或身體不適的人，以及健康檢查結果不盡理想，都需要留意才行。還有，懷孕婦女和成長期的孩子也不推薦。

簡單說，要注意的是以下幾種人。

- 被診斷出糖尿病，正在治療中的患者。
- 腎臟機能下降的人：「肌酸酐濃度」的數值不在標準之內。

・肝臟機能下降的人：ALT（GPT）、AST（GOT）、γ-GTP的數值不在標準內。

・尿酸過高的人：尿酸值不在標準內。

尤其患有糖尿病的患者，執行前一定要先徵求主治醫師的同意。限醣也是治療糖尿病的方法之一，但有使用胰島素或降血糖劑的人，可能會引發致命的血糖下降或低血糖。實行以治療為目的的生酮飲食法，需在主治醫師的指導下，隨時掌握血糖值才行。

❸ 可嘗試生酮飲食的期限

以兩週為基準，最長不超過一個月

生酮飲食法的效果因人而異，進入生酮狀態的期間、脂肪燃燒量也不盡相同。一開始嘗試建議先以兩個禮拜為基準，如果身體出現不同以往的問題，或是特別令人在意的症狀，要立刻請教瞭解生酮飲食的醫師或專家，千萬不要自行判斷。

若想繼續嘗試，最好先接受抽血檢查，確認身體和健康狀況。

❹ 如何判斷體內是否生酮？

可用尿酮試紙測量

所謂的生酮狀態，是指血液中的總酮體為一千μmol/L以上；半生酮狀態則是指總酮體在一〇一到九九九μmol/L以下。

開始實踐生酮飲食法後，大多數人的酮體會在兩天到一星期內增加，促進脂肪燃燒。過了一星期還遲遲未減重，可能是沒有正確實踐的關係，請再一次重新審視自己的飲食內容。

至於是否進入生酮狀態（亦即酮體是否產生），不妨透過確認尿液或血液中的酮體量來精確判斷。血液中的酮體可至醫療機構檢測，但要花上一段時間才知道結果，難度頗高。

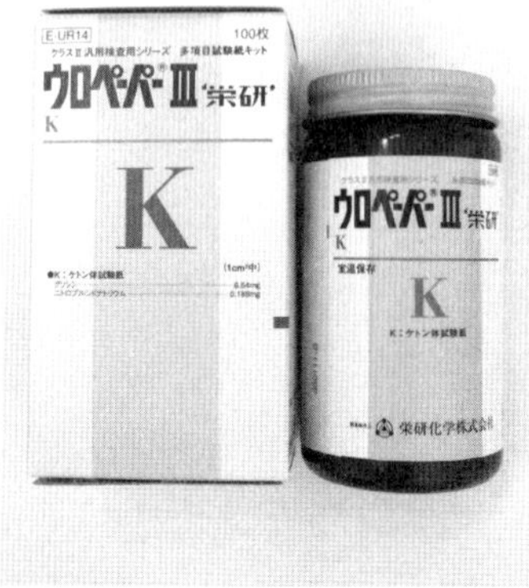

檢測酮體的試紙（榮研UropaperⅢK），
台灣讀者可至藥局購買尿酮試紙。

試紙顯示的
尿中酮體判斷基準

缺	狀態
1＋～3＋	確實的生酮狀態
－～1＋	半生酮狀態
－	非生酮狀態＝依賴醣分的狀態

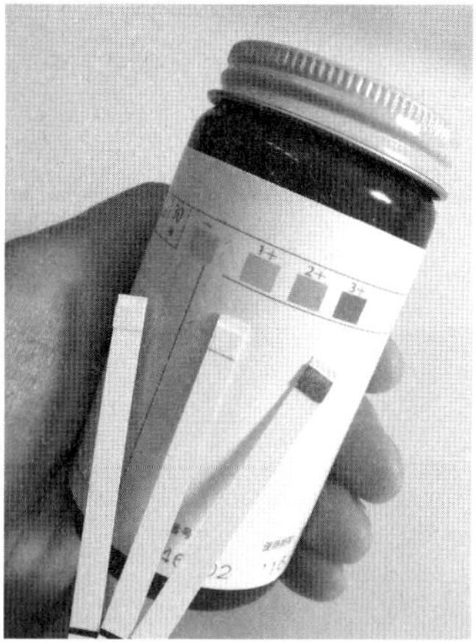

市面上亦有販售檢查酮體的尿酮試紙（Uropaper），自己在家就能進行尿液檢查。

酮體中的β-羥基丁酸有抗氧化誘導作用，和長壽遺傳基因有關。尿液檢查只能得知乙醯乙酸，但乙醯乙酸分泌的時候，β-羥基丁酸也會有等比的增加，足以充當判斷基準。

若試紙呈陽性反應，代表體內有酮體；反之若是陰性反應，則沒有酮體分泌。不過，這只是參考基準，有時候試紙顯示陰性，仍有可能是生酮狀態。

實踐生酮飲食法的過程中，瞭解體內的酮體量能增加大多數人的幹勁。

社群網路中，有愈來愈多人互相分享自己的試紙照片。本來一天檢查一到兩次就好，很多人卻對酮體分泌感到有趣，一天測試好幾次。深夜空腹的狀態下，隔天早上身體會自然分泌酮體，所以在傍晚或晚上測量較好。

然而，已經持續限醣一段時間的人，或是體脂肪低的運動員，尿液中沒有酮體也是常有的事情。想知道詳細的數值，可至診所檢查血液中的酮體含量。

生酮飲食的食用準則

接下來要介紹讓體內生酮的基本飲食法。首先用圖表來說明必要食品、偶爾可攝取的食品、盡量避免攝取的食品，及絕對要避免的食品。請參照下一頁的「生酮飲食法食品金字塔」。

基本上，這是一種把營養素分成七組的金字塔。

請各位遵守圖表食用，以不會刺激胰島素分泌的低醣飲食，營造出燃燒脂肪的生酮狀態吧。越下層的群組，是我們越要攝取的重要營養。話雖如此，也不用經過詳細計算，直接用目測挑選食品亦可。最重要的是位於底層的「每日必須攝取的食物」。

生酮飲食法食品金字塔

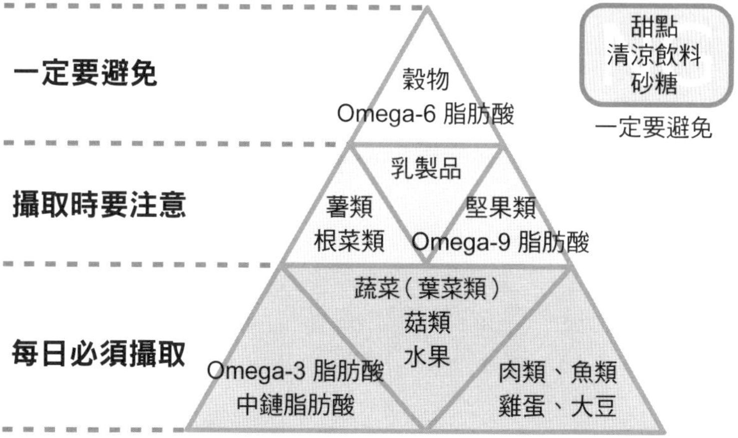

※有過敏或乳糖不適者，
要小心乳製品和雞蛋。

©JFDA日本功能性減重協會

【每日必需攝取的食物】

肉類、魚類、雞蛋、大豆

主要都是富含蛋白質的食材，實踐生酮飲食期間務必要充分攝取。

蔬菜（葉菜類）、菇類、水果

要吃得比肉類或魚類更多，例如吃下 200 克的牛排，就要再食用 200 克以上的蔬菜、菇類、水果。

Omega-3 脂肪酸，中鏈脂肪酸

Omega-3 脂肪酸無法在體內合成，是得從食品攝取的必要脂肪酸。少攝取日常生活中容易吃到的 Omega-6 脂肪酸，多攝取 Omega-3 脂肪酸。

準則❶ 限制醣分攝取

想要啟動酮體回路，維持生酮狀態，絕對需要限制醣分攝取。沒有限醣，就無法實踐生酮飲食法。不過，限醣也有程度之分，可參考左方說明：

可攝取的醣量：一餐在二十克以下（一天不到六十克）

醣分是指「碳水化合物減去食物纖維的分量」（詳情參照九十四頁），攝取的醣量可從食品成分表計算，不少網頁和書籍都有標示食品的醣量，手機也有可供計算的應用程式，使用上非常方便。

此外，日本功能性減重協會的原創規則有一個重大特徵，如下：

每一百克食品中，醣分未達十克的食品，即視為「低醣食品」，不必算在每餐的醣分攝取量之中。

這是和其他限醣飲食法最大的不同之處。其他方法不論一百克食品中有多少醣分，全都要納入計算之中。

這也代表我們的生酮飲食法，採行較為鬆散的限醣措施。當然，這也代表我們的方法安全性更高。

慢慢瞭解自己每餐吃的食物包含哪些營養成分，久而久之就知道哪些食物的醣量較多。本書最後也附贈主要食品的醣量表，供讀者參考。

日本功能性減重協會的方針，以不會破壞生酮狀態或半生酮狀態的醣量為基準，區分如下：

- 生酮狀態：每餐可攝取的醣量在二十克以下（一天不超過六十克）
- 半生酮狀態：每餐可攝取的醣量在二十到四十克間（一天六十到一百二十克）

二十克醣分若從主食攝取，約等於：

白飯（精白米）約五十克

麵包（吐司）約四十五克
義大利麵（水煮）約七十五克

一般來說我們每餐的主食分量，一碗白飯大約是一百五十克，六片裝的吐司每片大約是六十克，義大利麵（水煮）則是兩百四十克。若把含醣主食的分量控制在二十克以下，會比幼兒每餐攝取的分量還少。

若很想吃主食，不妨食用以蒟蒻加工的低醣飯或無醣麵，或以雜穀製成的低醣麵包等（一百克中的醣分不到十克），這樣就能多吃一些。

現代人重視主食，飲食講究「下飯的菜色」。如果不捨棄這樣的觀念，一輩子都擺脫不了主食的誘惑。

積極限制醣分攝取的人，不會想吃碳水化合物，以碳水化合物為主食已是上個世紀的觀念了，二十一世紀講究「吃菜吃到飽」的觀念。能否愉快實踐生酮飲食法，重點就在這裡。

只花一週，輕鬆瘦了 2.4 公斤

這是實踐生酮飲食法一週後，成功減去 **2.4** 公斤的女性範例。在一週內達成目標體重後，維持在半生酮狀態即可。

36 歲的女性
（體重 47.6 公斤→45.2 公斤）

	開始週	第一週	第二週	第三週
血中酮體	43μmol/L	1474μmol/L	528μmol/L	264μmol/L
體重	47.6kg	45.2kg	45.8kg	45.7kg
與上週比		－2.4kg	＋0.6kg	－0.1kg
午餐的醣分攝取	自由	無	午餐 白米 50 克	午餐 白米 100 克
狀態	依賴醣分	生酮	半生酮	半生酮

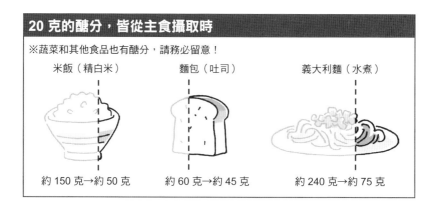

20 克的醣分，皆從主食攝取時

※蔬菜和其他食品也有醣分，請務必留意！

米飯（精白米）

約 150 克→約 50 克

麵包（吐司）

約 60 克→約 45 克

義大利麵（水煮）

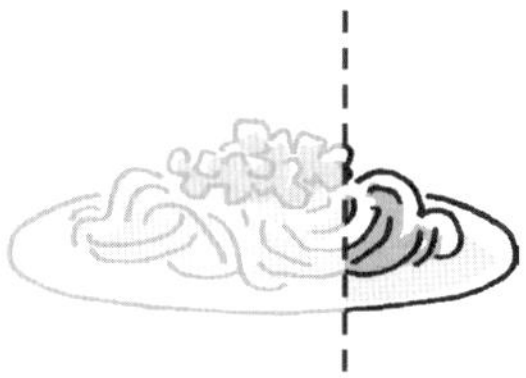

約 240 克→約 75 克

準則❷ 確實攝取蛋白質

生酮飲食法的另一個重點，就是確實攝取蛋白質。蛋白質的攝取量並沒有一定的基準，主要是從體重換算而來，即：

每日的蛋白質量：每一公斤的體重，需要一・二～一・六克
※最多不要超過兩克

例如，一個體重五十五公斤的人，他每天的必要量等於五十五公斤×一・二～一・六克＝六十六～八十八克。這比正常的需要量還多一些。

這是第二條準則，也只有日本功能性減重協會的生酮飲食法，才設有攝取上限。設置上限也是顧慮到腎臟和肝臟的負擔才這麼做的。

很多人以為要從肉類或魚類中攝取大量蛋白質，其實身材矮小的人體重較輕，攝取量沒有那麼多。

日本頒布的「飲食攝取基準」中，對於蛋白質的建議攝取量如下：十八歲以上的成年男性每天六十克，女性每天五十克。（台灣則是男性要攝取八十二克，女性則是六十二克）

肉類和魚類的蛋白質含量約在百分之二十左右，換言之一個五十五公斤的成年人，光從肉類攝取蛋白質，一天要吃掉三百三十到四百四十克的肉。

不過實際上，幾乎不可能一天只吃一塊三百三十到四百四十克的肉品。

只要是良性的蛋白質來源，不管是植物性或動物性的都無妨，雞蛋和大豆製品的蛋白質也可以。喜歡享受飲食樂趣的人，不妨一天分三次，從各種食材中攝取蛋白質。

有些肉食主義者可能會說，中午吃一塊三百克的牛排就夠了。實際上，分成多次攝取的吸收率較好，因此一天的蛋白質所需，最好還是分成多次攝取。

若不喜歡吃肉，可改吃魚類、豆腐、納豆等大豆製品，來補充蛋白質。

常見食物中的蛋白質含量基準

肉類（一百克）：約二十克
魚類（一百克）：約二十克
雞蛋（一顆）：約六克
豆腐（三百克）：約二十克
大豆（一百克）：約十克
豆漿（一百毫升）：約七克
納豆（一盒）：約六・六克

從各種食物中攝取必要營養，菜色也能更豐富多變，享用時也特別愉快。不要拘泥於限制這兩個字，也不用當成強迫性的飲食生活，這就是生酮飲食法的樂趣。

富含蛋白質的食品一覽表

	食品	一餐食用量	含量
肉	和牛紅肉（生） 黑豬腰肉（生） 雞胸肉（生）	100 克 100 克 100 克	20.2 克 22.8 克 24.6 克
魚	黑鮪魚（生）	厚切 6 片 （100 克）	26.4 克
蛋	全蛋（生）	全蛋 2 顆 （100 克）	12.3 克
豆類製品	納豆（黏稠）	1 盒（40 克）	6.6 克
	豆腐（板豆腐）	1/2 塊 （150 克）	9.9 克
乳製品	帕馬森起司	1.5 大匙 （14 克）	6.2 克

© 日本 2015 年食品成分表

準則3 大量攝取食物纖維、礦物質

實踐生酮飲食法，蔬菜（葉菜類）和菇類是重要食材。

一天應該攝取的食物纖維總量（水溶性和非溶性總計）：二十克以上

這也是一大準則。日本於二〇一五年頒佈的「飲食攝取基準」中，也增加了食物纖維的攝取量。內文表示，在合理的範圍內最好盡量多攝取。

葉菜類的食物纖維，約佔總重量的百分之三到百分之五。故食物纖維一天的攝取量，等於要食用四百到六百七十克的生鮮葉菜才夠。

分成兩、三次食用，或加熱食用，量就沒有那麼多了。只要遵守「肉類、魚類」和「蔬菜、菇類」等量食用，就很容易記憶。

例如吃兩百克牛排時，蔬菜和菇類也得攝取兩百克以上。

只不過，蔬菜中的薯類和根菜類，醣量較高，請特別小心留意。

常見食物的纖維量（以 100 克為單位）

	食物	纖維量
水溶性食物纖維	納豆（黏稠）	2.3 克
	黃麻（生）	1.3 克
	秋葵（生）	1.4 克
	葫蘆乾（水煮）	1.9 克
	紅蔥頭	9.1 克
	酪梨	1.7 克
	明日葉（生）	1.5 克
	油菜（水煮）	1.3 克
	檸檬	2 克
	大豆（國產乾燥豆）	1.8 克
不溶性食物纖維	豆渣（新製法）	11.1 克
	葫蘆乾（水煮）	3.4 克
	杏鮑菇（生）	4 克
	金針菇（生）	3.5 克
	豌豆（水煮）	7.2 克
	黃麻（生）	4.6 克
	納豆（黏稠）	4.4 克
	杏仁（乾燥的）	9.6 克
	香菇（生）	3 克
	鴻喜菇（生）	4.3 克
	灰樹花（生）	2.4 克

© 日本 2015 年食品成分表

每一百克中，若醣分未達十克即無妨，十克以上的薯類或根菜類就要留意食用量（可參考本書最後的表格）。

若不喜歡吃葉菜，不妨打成果昔食用。例如購買低醣水果加入果昔，就能有效攝取食物纖維。沒時間好好吃飯的人，在果昔中加入蛋白營養素，也是攝取蛋白質的聰明方法。當然，選擇蛋白營養素時，請選擇無醣的種類。

除了食物纖維以外，也要留意礦物質的攝取量。

人體一天應該攝取的礦物質量：鉀三・五克以上、鈣六百五十毫克以上、鎂三百五十毫克以上。

誠如前文所述，為了讓營養有效轉變成能量，礦物質和維他命都是我們必須積極攝取的物質。

前文也提過限醣可能造成的不適症狀，多半是因缺乏礦物質而引起。我在準則❸中雖然沒有提到鋅，但鋅也是我們該留心攝取的物質。

常見食物的礦物質量（以 100 克為單位）

鉀	海帶芽	730 毫克
	菠菜（生）	690 毫克
	納豆（黏稠）	660 毫克
	酪梨	720 毫克
	大豆（國產水煮）	570 毫克
鈣	魩仔魚乾（半乾燥）	520 毫克
	櫻花蝦（水煮）	690 毫克
	毛鱗魚（生）	350 毫克
	沙丁魚（罐頭、醃漬）	350 毫克
	薄片油豆腐	300毫克
	黃麻（生）	260 毫克
鎂	納豆（黏稠）	100 毫克
	大豆（國產水煮）	110 毫克
	海帶芽	110 毫克
	杏仁（乾燥）	310 毫克
	芝麻（炒過的）	360 毫克
	花蛤（生）	100 毫克
	螺（生）	92 毫克

© 日本 2015 年食品成分表

準則4 每天攝取一小匙以上的Omega-3脂肪酸

對身體有益的油脂，莫過於Omega-3脂肪酸了。在實踐生酮飲食法的過程中，建議可多攝取。

Omega-3脂肪酸的每天必要攝取量為兩克以上（一天一小匙）。

為什麼只設定Omega-3脂肪酸的必要攝取量呢？

有些油脂無法在體內合成，必須透過飲食攝取，因為這種油脂稱為「必要脂肪酸」。必要脂肪酸包括Omega-3脂肪酸和Omega-6脂肪酸兩種（請參照一六一頁）。其中Omega-3脂肪酸不易從食物中獲得，因此在生酮飲食法中，我們建議各位積極攝取。

這裡值得注意的是Omega-3脂肪酸和Omega-6脂肪酸的比例。理想的比例是「Omega-3脂肪酸：Omega-6脂肪酸＝1：4」國人攝取的Omega-6脂肪酸比

Omega-3脂肪酸及Omega-6脂肪酸的比率

比率 1.06 最理想！超過 8 就容易身體不適！

種類（每 100 克含量）	Omega-3脂肪酸	Omega-6脂肪酸	比率	脂肪酸總量
紐西蘭牧草牛：烤肋排	0.146	0.155	1.06（最理想）	8.93
國產霜降肉：烤肋排	0.088	1.60	×20	40.39
國產紅肉：生肋排	0.04	0.63	×15.75	15.67
天然竹筴魚（生）	1.17	0.15	0.13	青背魚富含Omega-3脂肪酸

© 日本食品標準成分表：脂肪酸成分表／beef ＆ lamb NZ2011年資料

例中，很多是1：8，有一些人甚至達到1：40，更何況我們常吃的油多是Omega-6脂肪酸，會有這樣的結果也就不難想像了。

這有什麼問題呢？首先，這兩種必要脂肪酸在體內的功效是完全相反的。Omega-6脂肪酸有激發過敏或炎症的作用，攝取太多會導致過敏惡化或身體不適。相反的，Omega-3脂肪酸有抑制過敏、炎症、血栓的功效，和Omega-6脂肪酸不同。

這就是我們必須積極攝取Omega-3脂肪酸的理由。

有不少報告顯示，重新檢視脂肪

的攝取平衡，就能改善異位性皮膚炎或氣喘。因此，多吃富含Omega-3脂肪酸的青背魚，也可有效改變比例。

在肉類之中，牧草牛的脂肪酸比率特別理想，也不用擔心攝取太多會造成脂肪酸失衡。

最近在超市也能買到亞麻仁油、荏胡麻油、印加果油等，都是富含Omega-3脂肪酸的最佳食品，每天一小匙就能達到攝取量。

Omega-3脂肪酸不耐高溫，又容易酸化，所以不適合加熱調理。建議當成沙拉的醬料，或是混在冷湯中食用也不錯。

必要脂肪酸		一價不飽和脂肪酸
Omega-3 脂肪酸 α-亞麻酸、DHA、EPA	**Omega-6 脂肪酸** 亞麻酸	**Omega-9 脂肪酸** 油酸
印加果油 亞麻仁油 荏胡麻油 大麻籽油 青背魚油	沙拉油 芝麻油 紅花油 玉米胚芽油 葵花油 大豆油等	橄欖油 菜籽油

富含Omega-3脂肪酸的食品（每 100 克中的含量）

・印加果油約 50 克	・美乃滋（蛋黃類）約 5.06 克	・沙丁魚罐頭（醬燒）約 4.23 克
・亞麻仁油約 50 克	・美乃滋（全蛋類）約 4.17 克	・秋刀魚罐頭（有調味）約 4.16 克
・荏胡麻油約 50 克	・青花魚（生的）約 6.44 克	・秋刀魚（生的）約 3.95 克
・大麻籽油約 20 克	・魚卵約 5.83 克	・鰤魚（生的）約 3.63 克
・西班牙鼠尾草約 20 克	・鮎魚（生的）約 5.19 克	・沙丁魚（生的）約 3.16 克
・胡桃（炒過的）約 9 克	・秋葵約 4.7 克	・青花魚罐頭（有調味）約 3.33 克

©JFDA日本功能性減重協會

不能吃的食物

白飯、麵條、麵包等碳水化合物

所有零嘴或甜點

醣分多的根菜或薯類

醣分多的水果

含有小麥粉的加工食品

使用人工甜味劑的「無糖、低卡」食品

牛奶（含有乳糖）

乾果

市售的蔬菜汁、果汁、添加人工甜味劑的所有飲料

啤酒、日本酒、梅酒、葡萄酒之類的釀造酒，以及雞尾酒等甜味酒精飲品
※酒類請參照 P171

含醣調味料（砂醣、味醂、番茄醬、伍斯特醬、市售醬料）

執行生酮飲食期間，能吃及不能吃的食物

※更具體的內容請參考P211

能吃的食物
雞、豬、牛、羊等所有肉類，海鮮、雞蛋和大豆製品
奶油、植物油（尤其推薦富含Omega-3脂肪酸的油品，富含中鏈脂肪酸的椰子油建議每天喝兩大匙）
葉菜類、海藻、菇類（建議每天大量攝取）
醣分少的水果、起司、堅果類，可可含量高的巧克力
燒酒、威士忌、伏特加等蒸餾酒、特干葡萄酒（可適量飲用） ※酒類請參照 P171
醣分少的調味料（鹽、胡椒、醋、美乃滋、香草類）

專欄 5

精神更好了！
有效提升續航力的生酮飲食

我的另一項工作，是輔佐拉力賽車手新井敏弘先生。尤其在東南亞的嚴苛環境中，我教導他如何對抗盛夏的極限狀態，而我提供的正是生酮飲食法。我自己也受到「世界ARAI」的感化，抱持濃厚的興趣參加比賽。二〇一三年，我還成功跑完了「FIA世界汽車拉力錦標賽（WRC）」的開幕戰。初次參賽就能跑完五天三千五百公里的長征，也全賴生酮飲食法。我在比賽中不攝取碳水化合物，主要食用沙拉和牛排，所以血糖沒有劇烈變化，飯後也不會想睡覺，能維持集中力。二〇一五年秋天，我開著「Vitamix保時捷」參加「古典車拉力錦標賽」，成功摘下了開放式組別的冠軍，我深信自己證實了生酮飲食法在速度競技上的功效。生酮飲食很適合需要持久性的作業或激烈運動，又能防止開車打瞌睡，對行車安全也極有益處。

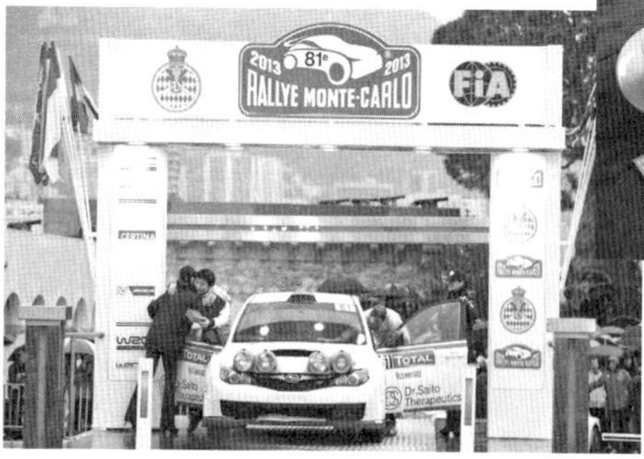

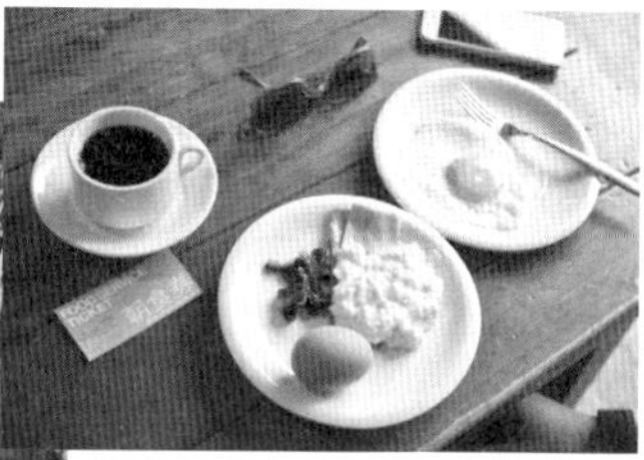

FIA 世界汽車拉力錦標賽，憑著生酮飲食跑完五天賽程！

第 6 章

外食、自炊都適用，生酮飲食技巧大公開！

「牛肉」是理想的蛋白質來源

我之所以苦口婆心推薦大家透過牛肉來攝取蛋白質，首要原因是牛肉不容易引起食物過敏，但還有其他原因。

我之前也提過，為了保持身體健康，實踐生酮飲食法必須每天攝取大量蛋白質和各式各樣的營養素。牛肉不僅是優秀的蛋白質來源，也比其他肉類富含更多營養，是十分理想的食材。

尤其我**最推薦吃牧草長大的健康牛，那才是牛隻該有的面貌。**

牛本來是草食動物，吃下牧草後會養育腸道內的共生微生物。牛隻消化吸收這些微生物，就獲得了蛋白質。

牛隻有分食用牧草成長的「牧草牛（牧草飼育牛）」，以及食用穀物成長的「穀物牛（穀物飼育牛）」，容易培養霜降的後者成為了世界主流。

其實這兩種牛，在蛋白質的含量上雖沒有極大的差異，內含的營養卻相當不同。食用玉米等穀物或豆類的牛，和牧草牛的脂肪酸，平衡差異甚大。悠閒放牧的牧草牛，含有來自牧草的Omega-3脂肪酸，這是穀物牛所沒有的。

天然的竹筴魚、青花魚等青背魚，之所以富含Omega-3脂肪酸，是因為食用海中的植物性浮游生物，牛也是一樣。也難怪吃牧草的牛和吃穀物的牛會出現差異性。

現今和牛廣受世人喜愛，其實大部分的和牛都吃穀物。容易產生霜降的和牛都被養在牛舍裡，吃著容易增加體積（容易胖）的穀物飼料，來培養霜降肉品。不過，不可否認的是，這種牛的營養不如牧草牛。

最近大家開始重新審視國產牛的飼育方式和飼料，有愈來愈多生產者培育健康又營養的牛隻，是一件值得高興的事情。

肉品中，「牧草牛」最適合食用

我很喜歡吃肉，過去我還缺乏食品知識時，總是深信吃肉就要吃最高級的霜降牛肉。直到我前往美國參加機能性醫學會的認證醫師計劃後，才瞭解乾燥熟成肉的美味。

乾燥熟成肉和入口即化的霜降牛肉相反，吃起來齒頰留香的熟成肉是一種全新的體驗。後來我在日本四處品嚐短角牛、紅肉等健康牛隻肉品，還向生產者請教飼養方法。

原來國產牛在不同飼養方式的影響下，味道和營養也有非常大的差異。不過，培育健康的和牛不是一件容易的事，牧草又難以增加牛隻的體積，就結果來說這種牛要價不低，一般家庭難有機會經常食用。我竭盡所能尋找容易購買的牧草牛，終於讓我找到紐西蘭產的牛隻了。

紐西蘭擁有全世界最安全的牛隻飼養環境，將近一半的國土都是牧場。幾乎所有的牛都採行放牧的培育方式，只吃牧草長大。

牛隻在青草遼闊的牧場中，過著悠閒健康的放牧生活，也不需要食用抗生素，就算不得不給予抗生素對抗疾病，也一定用最少的分量，等到體內抗生素代謝完畢才出售。另外，紐西蘭也禁止使用任何荷爾蒙。

其他國家的肉牛都住在牛舍裡缺乏運動，食用穀物飼料或人工飼料，有的公牛還被打入雌性激素來軟化肉質，也難怪和紐西蘭的肉品狀態完全不同。

可是，我並沒有放棄和牛。相反的，我一直在尋找國產的健康牛隻。近來，我總算有機會視察到良好的國產牛了。

九州大學農學系的後藤貴文先生率領的「Q牛」團隊，致力於國產牛的研究發展。這正是我心目中理想的健康牛隻，國產的黑毛和牛在國內高原悠閒放牧，食用國內的牧草成長。國產的健康牛隻，連飼料也是國產，真是太理想了。一想到這種牛肉今後會漸漸打入市場，實在令人雀躍不已。

酒品的選擇方法

只要慎選酒類，實踐生酮飲食期間也可以喝酒。

只是，**請注意飲酒的方式和分量，過量的酒精會抑制脂肪分解。**建議選擇低醣酒品。各位請記得，「蒸餾酒」不含醣分。

燒酒、威士忌、白蘭地、伏特加、琴酒、萊姆酒等，飲用後血糖值也不會

上升。然而，蒸餾酒的酒精濃度很高，很多人會添加水或其他飲料享用。添加糖漿或果汁調製而成的雞尾酒則不宜飲用。例如在伏特加中添加柳橙汁的雞尾酒，一杯就有二十克的醣分。

兌水飲用通常是添加開水或蘇打水，喝燒酒不妨添加開水或烏龍茶等不含醣的飲料。多瞭解一些調酒的菜單，就能聰明選擇低醣的酒類。

另一方面，啤酒、日本酒、紹興酒、葡萄酒是「釀造酒」。但這些酒的醣量高，不宜飲用。特干的紅葡萄酒、白葡萄酒、氣泡酒的含醣量相對較低，可適量飲用。在購買酒時，也請注意甜度的標示。

假設餐廳中有專業的品酒師，請指定低醣酒，也就是沒有甜味的酒。甘甜的葡萄酒則千萬別飲用。

搭配甜點享用的葡萄酒，多以高糖果汁釀成，最好別選用。

我個人很喜歡的香檳（法國香檳地區特產的氣泡酒），一般來說在製造過程中也添加了甘甜的利口酒調味，不宜多喝。如果想喝香檳，請選擇醣度最低的「extra brut」。

酒品的飲用忌宜

OK	NG
燒酒（白酒、正統燒酒）	啤酒
威士忌	發泡酒、低酒精碳酸飲料
白蘭地	日本酒
伏特加	梅酒
琴酒	紹興酒
萊姆酒	果汁酒（添加烏龍茶或綠茶的無妨）
特干葡萄酒	雞尾酒等甜味酒品
	甘甜的葡萄酒
	※有些標示「無醣」的酒，可能會添加合成甜味劑，請多注意。

目前市面上也有許多標示「無醣」的發泡酒和商品。包括低酒精碳酸飲料、果汁酒、日本酒也有不含醣的品項。

確實，沒有「醣」血糖就不容易上升，但**「零卡路里」和「無糖」可就不代表沒有醣了。**（請參考九十六頁）

人工甜味劑對身體無益

除了酒以外，市面上也開始販售各種無醣商品。

對於不吃主食或甜點的人來

說，有許多可供選擇的商品。

其中，有些商品不用砂醣等調味料，改用人工甜味劑。

人工甜味劑分為「合成甜味劑」和「糖醇」，合成甜味劑是用人工的方式合成食品中不存在的甜味成分。例如乙醯磺胺酸鉀、阿斯巴甜、紐甜、三氯蔗糖、糖精等。這些成分的甜度是砂糖的數百倍，分量稀少也有甜味，常添加在低卡或零卡食品中。

就算真的沒有卡路里，有些甜味劑仍然會刺激胰臟分泌胰島素。有資料顯示，食用乙醯磺胺酸鉀後血糖沒有上升，胰臟卻分泌了更多的胰島素。另外也有報告提出，糖精會透過腸內細菌引起代謝症候群，請多多留意。

反之，木糖醇、山梨糖醇、赤蘚醇、半乳糖醇就是所謂的糖醇。這些都是自然存在的甜味劑，可用醣分還原來製造。

這些物質在血液中不容易被完全吸收，血糖也不易上升，但過度攝取是造成腹脹和拉肚子的原因。

其中，赤蘚醇並非完全沒有醣分，卻不會導致血糖上升。

赤蘚醇和羅漢果萃取物製成的天然甜味劑「羅漢果S」（可在日本購得），由於不會影響血糖值，廣泛被用在生酮飲食法的食譜中。

有些人工甜味劑號稱不會影響血糖，實際上還是有人在食用後胰島素飆升。吃入口中就會感覺到甜味，有點類似條件反射。吃甜食後血糖上升是理所當然的，不過在血糖上升以前，光是神經先感受到甜味，大概就會導致胰島素分泌了。

即便人工甜味劑號稱不會影響血糖，結果也一樣。

我曾經喝過不會增加胰島素分泌的甜味飲品，血糖值和胰島素明明沒有變化，但睡意還是很強烈。

我們的身體並不如教科書講得那樣循規蹈矩。

市售的加工食品非常便利，我們也很難避免食用人工甜味劑，只能請大家在選擇食品時多留心。

雞蛋或乳製品，容易引發過敏

我推薦以牛肉作為蛋白質的攝取來源，若不方便吃牛肉，也可改吃雞肉、豬肉、羊肉等，只要是肉類皆可。

當然，從肉類以外的魚類、大豆製品、牛奶、乳製品或雞蛋中，也能攝取到良性的蛋白質。不過，我推薦各位食用牛肉的理由在於，吃牛肉不容易產生食物過敏。

食物過敏分兩種，一種是吃了以後馬上發作的「即效型食物過敏」，另一種是吃了以後不會馬上發作的「延遲型（非即效型）食物過敏」。

容易產生即效型的食物，已知有雞蛋、蕎麥、小麥等，食用後當場就會出現症狀。延遲型（非即效型）則是在長期食用下，會在體內引發炎症，導致異位性皮膚炎、腹瀉、便秘、疲勞感、關節痛等慢性疾病或症狀。

雞蛋、牛奶、乳製品也容易產生這類型的過敏。

若想吃雞蛋，最好養成吃一天休三天的頻率，這樣一天吃數顆也沒關係。

再來是乳製品，許多人若沒吃優格就容易腸胃不適。那些仰賴優格改善便秘的族群中，有些是對乳製品有非即效型的食物過敏，才會產生腹瀉症狀。從過敏的角度來看，我並不推薦他們積極食用乳製品。

起司是不錯的食材，但也不能吃太多。若要食用，請和雞蛋一樣先訂出食用頻率再享用。

另外，還有一種不是過敏，但不少人患有的「乳糖不耐症」，即無法分解牛奶和乳製品中的乳糖，一吃到乳糖馬上就會腹痛如絞。

牛奶因本身即含有乳糖，實踐生酮飲食期間，最好避免食用。不妨以喝豆漿來代替牛奶，並選用未添加醣分的「無調整豆漿」。

下定決心「拒吃主食」

生酮飲食法不是強迫絕食的減肥法。

其概念是「選擇低醣食物，好好攝取營養」。

整天想著自己不能吃的食物很容易悲觀，不妨用樂觀的角度，思考自己還可吃哪些食物。如此一來同樣是選擇食材，也會變得比較開心。

話雖如此，對那些一輩子都以碳水化合物為三餐主食的人來說，也許很難接受完全不吃主食。但是，只要每餐攝取的醣分不超過二十克，以低醣麵包或無醣麵條來作為主食亦可。

可是，如果一開始就不打算戒掉主食，還是會不小心食用過多的分量。換句話說，不改掉嗜吃主食的習慣，就難免重蹈覆轍。

一旦下定決心不吃主食，最好在親朋好友或職場公開宣言較有用。

這樣也許周遭的人必須顧慮你的飲食習慣，但事先讓他們知道「你是不吃主食的人」絕對比較好。否則吃午餐時，同事說不定會找你結伴吃蕎麥麵或烏龍麵；參加酒會時，也可能前往專賣披薩的義大利餐廳。

接下來，我們將探討如何在生活中花點巧思，並實踐生酮飲食法。我將會教導各位持之以恆的秘訣。

選擇食材的方法和用餐訣竅

在家用餐型：三餐的理想菜單

在家吃飯比較容易遵守生酮飲食的法則，攝取必要的營養素。早餐和晚餐在家吃，就不會攝取多餘的醣分了。請參考可吃和不可吃的食材清單，挑選適合的食物（詳見第二一〇頁）。

小心調味料

調味料是意外的盲點。請先確認市售品的成分標示，換算每次使用的分量。有些人表示，與其一開始就少用或禁用調味料，不妨多吃替代食品。

生酮飲食法的三餐菜色參考

早餐

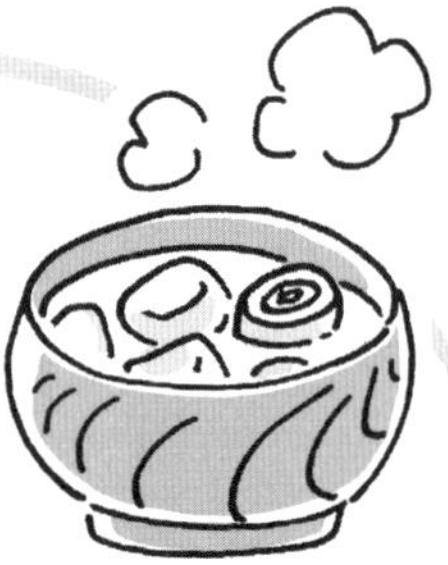

配料豐富的味噌湯
（加大量蔬菜、菇類、味噌、高湯）

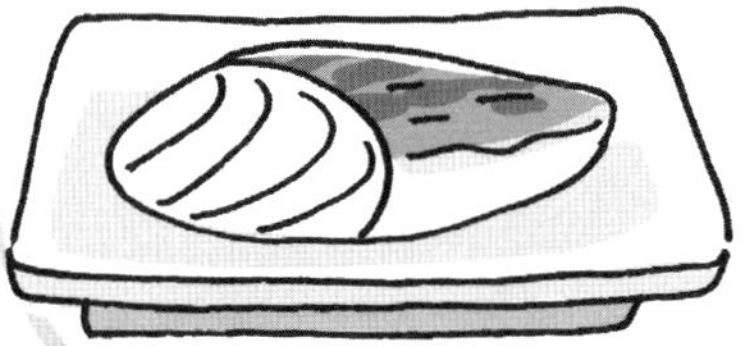

鹽烤青花魚（青花魚、鹽）
醃菠菜（菠菜、豆腐、鹽、芝麻）

中餐（外食）

大量的雞肉沙拉
（雞腿肉、各式蔬菜）

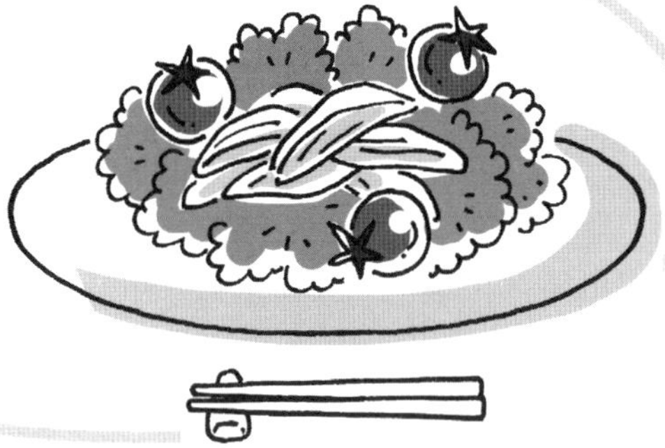

點心

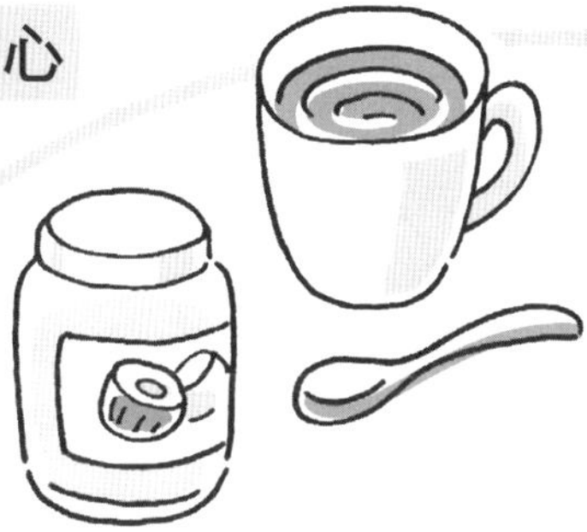

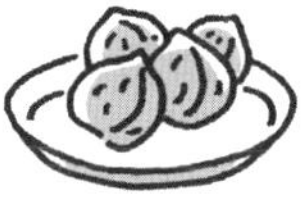

烤胡桃

加入椰子油的咖啡
（咖啡、椰子油）

晚餐

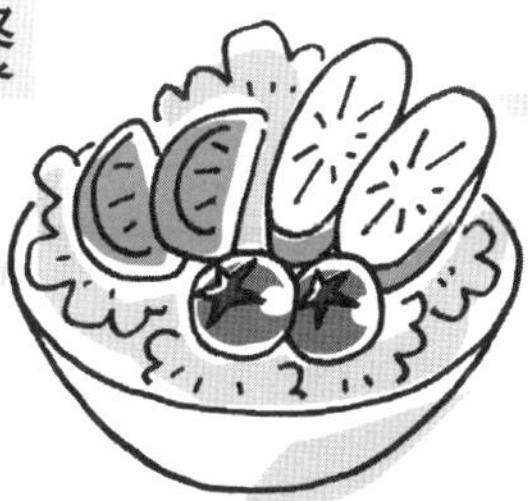

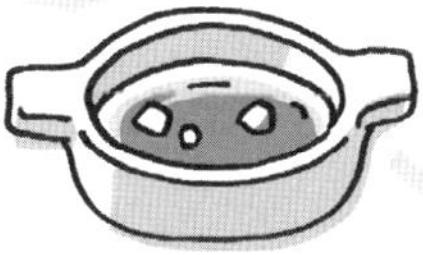

毛豆香菇豆漿湯
（毛豆、菇類、豆漿）

酪梨沙拉（酪梨、
小番茄、美乃滋）

牧草飼育的牛排和燙蔬菜
（牧草牛、鹽、胡椒、青
花菜、甜椒、荷蘭豆、亞
麻仁油、檸檬）

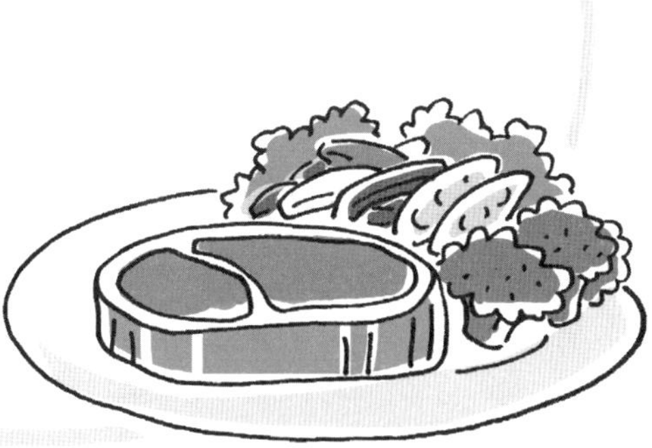

常見調味料的替代方案

砂糖	➡	羅漢果S（血糖不會上升的天然甜味劑）
勾芡（代替太白粉）	➡	車前子、關華豆膠
味醂、料理酒	➡	無醣日本酒
麵包粉（豬排或油炸品的酥皮）	➡	豆渣粉
小麥粉（炸天婦羅用的酥皮）	➡	大豆粉、豆渣粉 米糠

外食型：慎選店家和菜色

常吃外食的老外族，最煩惱的就是午餐該怎麼吃。因為不論是東、西方的料理，絕大部分店鋪的中餐幾乎都以碳水化合物為主。

記得提醒「醬料不要直接淋在料理上」

實踐生酮飲食法時，主菜選用肉類或魚類料理（以不含米飯或麵包的單品為主），再加上生菜沙拉（或是炒菠菜），越樸素的菜色越理想。

沙拉的醬汁請店家另外提供，不要直接淋在料理上。為避免吃下過多醣分，請店家分開上餐，稍微沾一點食用就好。

一般來說中華料理很常用砂糖，最好少吃為妙。當然，義大利麵專賣店、蕎麥麵店等充滿碳水化合物的餐廳，也不宜常去！

若是食用牛肉蓋飯，點牛肉＋生菜沙拉＋半熟蛋＋豬肉湯，即可擁有足夠營養。亦可把白飯換成豆腐。

晚餐則以居酒屋最方便，可選擇的料理包括肉類、魚類、大豆加工食品、蔬菜等，應有盡有！

吃烤雞肉或燒肉時，記得灑鹽就好，不要沾醬汁。待味蕾習慣後，點菜時就會順理成章地說出「烤雞肉加鹽」，輕鬆實踐。

便利商店型：慎選輕食和甜點

在外吃午餐時，如果不知該選哪家店，也可直接購買現成食物。便利商店的產品也很適合限醣飲食，不少食物皆可直接食用，只要懂得搭配即可。

在便利商店購買點心

點心可選擇寒天果凍、起司、堅果類食品。堅果類可買烤杏仁、胡桃、澳洲堅果等，腰果的糖分太高，不宜食用。另外，油炸或經過調味的堅果也含有糖分，請購買純烘烤的品項。

便利商店食品的推薦清單

生菜沙拉（請確認醬料中的醣量，勿選擇高醣的馬鈴薯沙拉和牛蒡沙拉）

沙拉雞肉（調味有分種類，最好選低醣的類型）

炒菜（香炒菠菜、苦瓜炒豆腐、韮菜炒牛肝等）

炸雞（選擇酥皮薄的，太厚的要撕下來）

香腸（勿選擇美式熱狗）

低醣麵包

鹽烤魚（單純的烤鮭魚或青花魚）

關東煮（湯汁的醣分很高，不宜多喝）

水煮蛋、半熟蛋

納豆、豆腐、毛豆

鮪魚罐頭

火腿

煙燻牛舌、牛肉乾、五香燻牛

魷魚絲

不愛吃肉型：改吃大豆製品

不喜歡吃肉，只吃魚又不知該如何點菜的人，建議不妨多吃大豆製品。同為豆類，紅豆、鷹嘴豆、豌豆、蠶豆、綠豆等豆類的醣分非常高，請務必留意。大豆的醣分不高，更是優良的植物性蛋白質來源。

說到大豆，女性都很在意異黃酮。異黃酮和女性荷爾蒙（雌激素）有類似的功效，有些學者認為攝取太多並不好，這一點已經被否定。尤其年過四十的女性正值雌激素減少的時期，更應該積極攝取。

大豆和大豆製品的營養成分，請參考下頁。此外，豆腐和豆腐加工製品容易調理，是家中該常備的食材。

常見大豆製品的營養成分（每100克含量）

食品	蛋白質	醣分	備註
豆漿	3.6g	2.9g	無調整
板豆腐	6.2g	1.2g	1塊約300克
細豆腐	4.9g	1.7g	1 塊約300克
煎豆腐	7.8g	0.5g	1塊約250克
凍豆腐（乾燥）	49.4g	3.9g	1塊約20克
厚片油豆腐	10.7g	0.2g	1大塊約135克
薄片油豆腐	18.6g	1.4g	1片約30克
豆腐蔬菜餅	15.3g	0.2g	1塊約95克
豆渣（新製法）	6.1g	2.3g	1人份豆渣約40克
黏稠納豆	16.5g	6.4g	1盒約40克
國產大豆	16.0g	2.7g	
國產乾燥大豆	35.3g	11.1g	38顆約10克
毛豆（水煮）	11.5g	4.3g	1顆約0.5～0.7克

© 日本2015年食品成分表

想吃主食型：多選用低醣食物

實在很想吃主食的時候，請選擇低醣食品。不過，有些市售的低醣食品成分標示不明，對血糖的影響比實際上更高，根本不是真正的低醣。

食用豆腐是聰明的選擇，用熱水燙過以後搗碎，就可以當成米飯食用，亦可加入豆渣。板豆腐還能代替焗烤或焗飯的白醬。

若想多吃一點，可用凍豆腐做法式吐司，或將厚片油豆腐當成麵包，做成培根生菜番茄三明治等。只要稍微花點巧思，要做出類似主食的食物並不難。

如果不習慣蒟蒻絲的味道，也可做成香味濃郁的培根蛋麵、辣椒義大利麵、配菜豐富的炒麵等。

可代替主食的食物

直接食用的市售品	低醣麵包 低醣米飯（如蒟蒻飯等） 大豆麵（如大豆義大利麵等） 蒟蒻麵等無醣麵條
自己動手做的食物	豆腐（用熱水燙過後搗碎，當成米飯食用，亦可加入豆渣） 蒟蒻絲（代替義大利麵或烏龍麵） 米糠粉或大豆粉製成的麵包 豆渣製成的蒸麵包（生豆渣、豆渣粉） 豆渣餅（豆渣粉、車前子） 大豆粉或豆渣製成的好吃燒或韓式蔬菜餅 切絲的低醣蔬菜 燙豆芽菜、花椰菜（切細用來代替米飯） 油豆腐披薩（放生火腿、番茄、起司） 油豆腐、凍豆腐（當作三明治、法式吐司的麵包） 大豆粉製成的甜點（瑪芬小蛋糕）

專欄 6

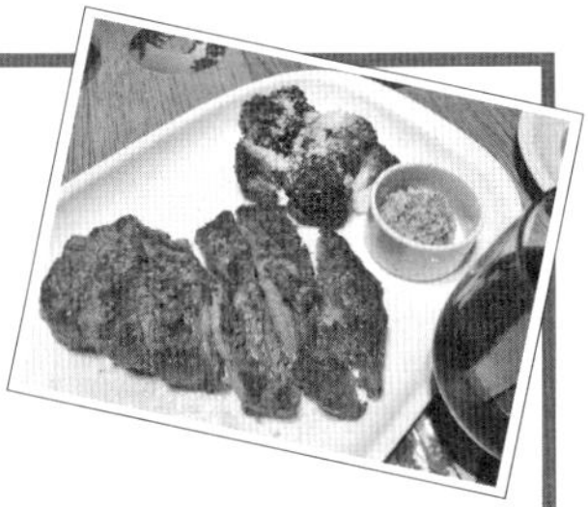

不藏私大公開！提供健康牛肉的美味餐廳

下列介紹日本可吃到健康牛品的餐廳，讀者可多利用。

●我擔任監督的餐廳

JOYCE VINTAGE@東京都港區南青山

電話：03-6433-5557　網址：http://joyce-vintage.co.jp/

這是2015年在古董大道上開張的開放式廚房義大利餐廳，在這裡可以吃到我贊助的健康牛排，紅酒價格也很親民。營業時間從晚上直到早晨，也歡迎愛喝酒的客人。此外，不定期會舉辦「挑戰500克牧草牛排」的活動。

●供應紅肉及稀有肉品

The Meat Locker Cellar＆Grill@東京都中央區日本橋

電話：03-5542-1412

網址：http://www.cardenas.co.jp/shop/restaurants/the-meat-locker-cellar-grill--coredo-nihonbashi-.html

位於商業設施「COREDO日本橋」之中，類似美式牛排館，供應紐西蘭產的牧草牛，包括沙朗、肋眼排、里肌等部位。其他如北海道十勝的豐西全牛也不錯，是很受上班族喜愛的餐廳。

●供應國內外的健康牛肉

Specialità di Carne CHICCIANO@東京都港區赤坂

電話：03-3568-1129

網址：http://www.m-onecafe.jp/chicciano/

專門販賣肉類料理的義大利餐廳，並提供存於專門儲藏庫的熟成肉。以炭烤並簡單調味後就很美味，除了牛肉外，也有機會品嘗其他稀有肉品。

第 7 章

關於生酮飲食，所有迷思一次解答！

Q 什麼是「生酮」？

A 英文寫成ketogenic，是「生成酮體」的意思。

Q 簡單來說，什麼是「酮體」？

A 酮體（ketone bodies）是體內醣分枯竭時，肝臟從脂肪酸合成的產物，是乙醯乙酸、3-羥基丁酸、丙酮的總稱。

Q 生酮飲食和限醣減肥法，有何不同？

A 純粹的限醣減肥，會導致肌肉量下降。生酮飲食則主張攝取不易使血糖上升的食材，確實補充蛋白質來避免肌肉減少。若想打造健康的身體，除了蛋白質以外還得攝取其他必要營養素，這也是生酮飲食和其他減肥法不同的地方。

Q 為什麼我們必須攝取大量蛋白質？

A 現代人普遍缺乏蛋白質，人體一旦缺乏醣分，會分解肌肉細胞的蛋白質來製作胺基酸，其中一部分會在肝臟合成（葡萄糖新生作用）。若持續低醣的飲食生活，葡萄糖新生的作用會越發活潑。因此為避免肌肉流失，一定要補充蛋白質（請見六十五頁）。

Q 生酮飲食要注意食用順序嗎？

A 不用，講究食用順序的減肥法，是避免血糖上升的小巧思。生酮飲食法本來就不會使血糖上升，跟順序沒關係。

Q 什麼是「除脂肪體重」？

A 就是體重減去體脂肪的重量。肌肉、骨骼、內臟是維持生命不可或缺的部分，不能減少。我們要減的只有脂肪，體脂肪量和除脂肪量（除脂肪體重）的算法，請見一三八頁。

Q 哪些人不適合生酮飲食法？

A 每個人腸內環境不同，有些人的確不適合。例如有心想吃肉的人，可能飲食長年以穀物為主，所以腸內細菌無法適應肉食。如果各位開始執行生酮飲食後，出現腹瀉、便秘、腹部異常鼓脹、放屁過多過臭等症狀，建議不妨降低食量，增加食物纖維，或找專業醫生詳談。

Q 哪些人不能嘗試生酮飲食法？

A 以瘦身為目標的生酮飲食法，只適合健康的人使用。有肝腎問題的患者，或是正在服藥治療糖尿病的患者，請勿嘗試。另外有其他痼疾的人，也請先和醫生商量。日本功能性減重協會也不推薦孕婦或成長期的孩子嘗試，詳情請見一三九頁。

Q 小孩子可以嘗試生酮飲食法嗎？

A 一般來說未成年人的活動量較多，攝取的醣分較容易被消耗。即使孩子也有肥胖傾向，飲食上極度限醣也可能阻礙發育。如果真要嘗試，建議實行半生酮飲食法就好。

Q 生酮飲食法可以持續多久？

A 建議持續一個月就好，若想延續，請先徵求專業醫生的建議。至於半生酮飲食法，長期執行也無妨。

Q 若長期持續，體重會減去多少呢？

A 生酮飲食法是一種攝取必要營養的飲食法門，肥胖的人會減去脂肪，但不會有過瘦的問題。身體原生的機能順利發揮後，恢復健康的人體會保持在適當體重。只不過，體脂肪原本就不高的人，若為了健康想嘗試生酮飲食，最好實行半生酮飲食就好。

Q 治療糖尿病時，能實踐生酮飲食法嗎？

A 有服用降血糖劑的患者，一旦限醣可能引發低血糖症狀，執行請先和主治醫生商量。

Q 完全不攝取醣分，多久才會進入生酮狀態？

A 因人而異，一般來說採行嚴格的限醣措施後，兩到三天就會啟動酮體回路了。有些人只限醣半天，就進入生酮狀態。至於不容易燃燒脂肪的人，也有可能是意外攝取到醣分的關係。先用一週的時間確實限醣，測試自己屬於哪一種類型吧！

Q 實踐過程中，不小心吃到醣分怎麼辦？

A 酮體回路好不容易啟動，如果忍不住吃下醣分，回路就會馬上關閉。但若只是誤食少量醣分則無妨，至於要攝取多少分量才會關閉回路，則因人而異。已經打開的代謝回路，很快就可以再次啟動。

Q 測定食材的分量似乎很麻煩，需要專用的磅秤嗎？

A 要確實攝取規定的分量，當然是買專用的磅秤較理想。待習慣之後，光用目測的方式也能看出肉類、魚類或蔬菜的分量。

Q「醣分」「糖」「糖分」有什麼不同？

A 請參考九十六頁。

Q「醣分」跟「碳水化合物」一樣嗎？

A 不一樣，請參考九十六頁。

Q 零卡甜味劑「羅漢果S」雖然不含熱量，卻含有一百克的碳水化合物。意思是雖然零卡，卻有醣分嗎？

A 的確含有醣分，但「羅漢果S」的主成分是「赤蘚醇」。這是水果和發酵食品中含有的天然「糖醇」，赤蘚醇攝取後有九成以上會排出，幾乎不會成為醣分在體內代謝，因此也不會使血糖上升，不會影響胰島素分泌。

Q 標示無糖的飲料或食品，可以安心食用嗎？

A 無「糖」是不行的，只有無「醣」才可以。有些可能含有人工甜味劑，同樣要多加留意，請看九十六頁的說明。

Q 就算沒有醣分，吃高卡食物一樣會發胖吧？

A 不會胖。肥胖的原因不是吃卡路里高的食物，而是吃下醣分後血糖上升，促使肥胖荷爾蒙胰島素分泌的關係，詳情請看九十八頁。

Q 為什麼食品的營養標示，不一定會標示「醣分」？

A 營養成分標示，沒有義務標出所有營養，只需標出五大項。分別是熱量、蛋白質、脂肪、碳水化合物（標示醣分和食物纖維亦可）、鈉（或鹽分）。碳水化合物是醣分加食物纖維的總量，通常有標示醣分應該也會標出食物纖維。若沒有標示醣分，用碳水化合物減去食物纖維也能推算。

Q「油脂」能無限制攝取嗎？

A 攝取過多將無法被消耗，同樣會變成體脂肪，使人發胖。

Q 若不喜歡吃肉，可改吃大豆製品以補充蛋白質嗎？

A 可以，肉類是動物性蛋白質，豆腐或納豆等大豆製品則是植物性蛋白質。實踐生酮飲食法必須攝取礦物質和Omega-3脂肪酸，所以攝取動物性蛋白質較有益，但大豆製品也是優良的蛋白質來源。

不過，大豆或大豆製品的蛋白質含量不比肉類，又含有醣分，食用時要注意分量。此外，大豆寡醣不會在腸道內分解，本身不影響血糖值，具有促進腸道消化的功效。

Q 以蛋白營養素來補充蛋白質，可以嗎？

A 也可以，但要慎選種類，千萬不要選有添加醣分的產品。所謂的蛋白營養素，是從特定食品中萃取蛋白質，原料的種類繁多，大多數是牛奶製成的乳清蛋白或酪蛋白，及大豆的大豆蛋白、雞蛋的卵蛋白等，這些都是容易引起食物過敏的類型。

我個人推薦糙米蛋白，這種來自糙米的蛋白營養素已去除多餘的醣分，又不會破壞內含的豐富礦物質、食物纖維及維他命。

Q 開始生酮飲食後，卻便秘了？

A 生酮飲食法有一條準則，就是一天要攝取二十克以上的食物纖維。請先每天足量攝取，再確認是否真的便秘。

Q 肉吃太多，食物纖維容易不足，不會便秘嗎？

A 只要正確搭配飲食，就能避免食物纖維不足，這才是真正的生酮飲食法。

不妨多吃少醣的葉菜類、菇類、海藻，一天約吃四百克。

Q 體質會影響效果嗎？

A 體質因人而異，的確會影響效果。尤其是血糖容易上升的人，或是胰島素不易分泌、功能較差的人，較不容易產生效果。

Q 該如何測量血糖呢？

A 可購買市售的測量血糖機器，即可測血糖。（編按：在台灣，血糖機屬於第二等級醫療器材，無法在網路購買。）

此外，穿刺針基本上用一次就必須丟。可能有人以為，沒有跟別人一起使用，為什麼不能多用幾次？主要考量衛生及避免感染，因此請用完即丟，勿和他人共用。

Q 聽說酮體對身體不好？

A 那是以前的事了，當時還缺乏研究，詳情請見一二三頁。

Q 如何知道體內是否生成酮體？

A 請參考一四二頁，有一種尿酮試紙可檢測尿中的酮體。長期持續生酮飲食的人，通常無法透過尿液檢測，抽血檢驗也是一個辦法。到診所做抽血檢查，或是利用血糖檢測機，安裝酮體檢測晶片後即可測量。

Q 使用尿酮試紙後，一直沒有反應？

A 沒反應有兩種情況，一種是沒有啟動生酮狀態，體內沒有生成酮體；另一種是有生成酮體，但沒有排放到尿中。後者可能是長期持續生酮飲食，身體有效使用酮體作為能源，腎臟對酮體的吸收能力也變高了。

Q 聽說酮體生成後，體味和尿液會變臭？

A 生酮飲食法增加的酮體是β-羥基丁酸，幾乎沒有強烈的味道。酮體是三種短鏈脂肪酸的總稱，分別是乙醯乙酸、β-羥基丁酸、丙酮。其中有味道的是乙醯乙酸和丙酮，丙酮是美甲去光水也含有的成分，本身就帶有刺鼻味。

Q 「礦物質」可透過藥物攝取嗎？

A 如果不容易從食物中攝取，以藥物補充也無妨。藥物也分很多種類，請慎選添加物稀少的產品。

Q 不喜歡油品，該如何補充Omega-3脂肪酸？

A 荏胡麻油和亞麻仁油的味道，可能有些人不太喜歡。我推薦他們食用鼠尾草種子、胡桃、印加果等，效果也不差。

Q 蛋白質攝取量增加，不會增加腸胃負擔嗎？

A 腸胃不好、消化力不佳的人，蛋白質和脂肪的攝取量增加，確實有可能加重負擔。首先請細嚼慢嚥，消化的第一階段是咀嚼後混合唾液，越努力咀嚼越容易消化，最好一口咀嚼三十次以上。脂肪比蛋白質更為油膩，吃太多當然不好，尤其脂肪的消化吸收是有極限的。如果因吃肉而不舒服，可能是脂肪的關係，請改吃優質的紅肉或魚類。

Q 多吃肉或雞蛋，膽固醇會變高嗎？

A 人們長年來敵視膽固醇，現在這個說法終於不攻自破了。膽固醇是人體不可或缺的物質，體內有八成的膽固醇是在肝臟合成，剩下才是透過食品攝取而來。從食品中多攝取膽固醇，可抑制肝臟生成。因此攝取膽固醇高的食物，不代表體內的膽固醇量會上升。

Q 吃太多肉，容易得大腸癌？

A 肉類的「質量」才是罹患大腸癌的風險所在，與攝取量無關。吃健康牧草長大的牧草牛，和施打雌激素的穀物牛，其肉品水準差很多。雌激素容易引發癌症，因此食用進口肉品時，請避免脂肪多的部分，並選擇在健康環境下培育的動物肉品。

Q 肉類中的脂肪，對身體無益？

A 很多人以為肉類的動物性脂肪對身體不好，其實是錯誤的。例如牛肉的脂肪多半是中性脂肪，是從脂肪酸和甘油中所生成。而這種脂肪酸有五成是油酸，油酸被歸類為「單不飽和脂肪酸」，對健康有益。被活性氧氧化的脂肪酸的確有害，但油酸有不易被酸化的優點，又是橄欖油的主成分，有利於細胞膜。剩下的成分則是棕櫚酸和硬脂酸，屬於飽和脂肪酸，也具有不易氧化的特徵。因此，動物性脂肪才是可在人體內安定又安全的脂肪。

Q 實行低醣飲食後，為什麼血糖還是上升了？

A 肝臟合成醣，血糖就會上升，不攝取醣也是一樣。醣分枯竭後，人體中有一種叫「葡萄糖新生」的機制會製造血糖（詳見一二一頁）。此外，壓力和睡眠不足也會導致血糖上升。有些人跟另一半吵架，血糖上升的程度比吃甜食還嚴重。血糖的多寡，不見得和醣分的攝取量成正比。

Q 既然椰子油會生成酮體，是否要多攝取？

A 這要視攝取的目的。如果期待椰子油的抗氧化作用，那麼一天攝取兩大匙就好。中鏈脂肪酸被腸道吸收後，會馬上運往肝臟生成酮體。由於不易變成體脂肪，若改用椰子油來煮菜，就結果來說有瘦身效果。因此增量攝取也無妨，但攝取太多可能引發腹瀉，請酌量食用。

Q 每天一定要吃三餐嗎？

A 也不是一定，只是每餐攝取二十克蛋白質有利吸收，所以分成三次攝取比較好。早餐會重新設置我們的生理時鐘，不吃早餐是睡眠週期混亂和焦慮肥胖的原因，請特別留意。

Q 很想吃甜食，該怎麼辦？

A 那是醣中毒、醣分依存症的症狀。就跟酒精中毒、藥物中毒一樣，要是忍不住吃下醣分，就會想繼續吃。建議當成一種疾病，徹底斷絕醣分來根治較好。我看過許多實踐生酮飲食法的人，當他們開始限醣後，只要偶爾吃些甜食就很滿足了。

Q 乳製品不好，為什麼優格和起司就可食用？

A 優格和起司經過發酵，減少了乳糖，因此是安心食材。然而，起司和優格也有食物過敏的風險，也不宜吃太多。

後記

生酮飲食以營養學為基礎，有效修復身體！

這本書裡曾提及，生酮飲食本來是治療癲癇的方法，有近一百年的歷史。可是，用於治療癲癇的生酮飲食，和我們提倡的生酮飲食有很大的差異。兩者的共通點是，提升血液中的酮體濃度。只是前者主張「低醣搭配高脂肪飲食」，後者則是「低醣搭配高蛋白飲食」。同樣是限醣飲食，該攝取的脂肪和蛋白質的「比率」卻不同。書中介紹的生酮飲食法，能改善代謝症候群、抗老化、增進運動表現、預防糖尿病和癌症等，功效非常多。簡單說就是「最適合人類基因的飲食法，幫助人體恢復原生機能，重拾健康」。

我在二〇一〇年發現，生酮飲食法有瘦身的功效。血糖上升會促進胰島素增加，但吃高卡路里的奶油卻不會使血糖上升，也不會分泌胰島素，更不用擔心變胖。別看這是理所當然的道理，包括我本人在內，當時大家都很難相信。

這本書和其他「低醣減肥書」最大的不同在於，這不僅是健康書，還是一本「營養學的書」。書中有我擅長的「機能性醫學」所建構的次世代營養學的基礎知識。不論是想瘦身，或是身體不適想恢復健康抗癌，及想延年益壽等，都能派上用場。

在這個充滿錯誤減肥法和健康資訊的時代，希望大家能活用這本書，當成正確的指南。從今天開始，讓嶄新的營養學幫助各位吧！

二〇一六年二月　齋藤糧三

NG 食物（盡量少吃） 每 100 克的食品中，醣量超過 10 克以上	
主食類	米飯、麵包、麵類
肉類、魚類、大豆、蛋料理	烤雞肉（沾醬汁）、烤肉（沾醬汁）、燉豬肉、漢堡排、肉丸、洋蔥炸肉丸、可樂餅、豬排、天婦羅、炸蝦、咖哩、燉牛肉、酸奶牛肉、奶油燉菜、奶油雜燴、焗烤、餃子、燒賣、蠔油醬炒、回鍋肉、醋豬肉、甜醬肉丸、青椒肉派、燉內臟、馬鈴薯燉肉、豬肉湯、燉薯類、壽喜燒、辣椒醋醃魚、甜醋烤魚、燉魚、魚板、炸魚餅、竹輪、魚肉山藥餅、魚肉香腸、炸油豆腐、肉豆腐等
水果	蘋果、橘子、鳳梨、香蕉、葡萄、荔枝、奇異果、柿子、梨子、西洋梨、乾莓、芒果、柳丁、櫻桃（國產）、石榴、無花果等

生酮飲食食品忌宜一覽表

OK 食物 每 100 克的食品中，醣量不超過 10 克	
主食類	五分米（精白米）、米湯（精白米）、蒟蒻飯、寒天麵等，只要是低醣即可
肉類、魚類、大豆、蛋料理	牛排、煎炒類菜色、烘烤類菜色、烤牛肉、烤肉（灑鹽）、錫箔燒烤、烤雞肉（灑鹽）、不沾麵衣的油炸品、肝臟炒韭菜、水煮雞肉蔬菜鍋、涮肉鍋（醬汁用水果醋）、烤魚、生魚片、法式烤魚排、醬燒鰻魚、酒蒸海鮮、蛋包飯、厚片雞蛋捲、苦瓜炒菜、茶碗蒸、蟹肉炒蛋燴飯、蛋汁拌菜、水煮蛋、溫泉蛋、半熟蛋、蛋豆腐、納豆、冷豆腐、燉豆腐、豆皮湯、油豆腐、丹貝、豆腐排等
水果	酪梨、草莓、葡萄柚、藍莓、西瓜、哈密瓜、桃子、柳橙、琵琶、杏子、木瓜、甘夏、柚子、檸檬、臭橙、酢橘等

NG 食物（盡量少吃） 每 100 克的食品中，醣量超過 10 克以上	
蔬菜類	甜味煮豆、四季豆、紅雲豆、鷹嘴豆燉菜或湯品、燉南瓜、法式濃湯、玉米濃湯、南瓜湯、蓮藕、醃牛蒡、奶油燉蘿蔔、甜醋醃菜、蒸白蘿蔔佐甜味增、燉根菜、甜味燉煮、奶油玉米、燙蠶豆、蒸地瓜、薯條、馬鈴薯沙拉、南瓜沙拉、薯泥湯、涼拌山藥、加工昆布、梅乾等醃漬品
點心	所有甜點、乾果、糖果、口香糖、仙貝、小餅乾、甜味優格、蒟蒻果凍（甜味）、水果果凍、蕨餅、葛粉凍、甜栗、奶油花生、腰果、杏仁（油炸或調味過）、落花生等
飲料	甜的清涼飲料水、果汁（加糖）、添加人工甜味劑的飲料、運動飲料、胺基酸飲料等
酒類	啤酒、發泡酒、日本酒、梅酒、紹興酒、果汁兑燒酒、雞尾酒等甜味酒、甘甜的葡萄酒等
調味料	伍斯特醬、中濃醬料、濃厚醬料、醬油膏、固態法式清湯素、顆粒的調味料、番茄糊、番茄醬、無油和風醬、甜味噌、咖哩塊、酒糟、味醂

OK 食物 每 100 克的食品中，醣量不超過 10 克	
蔬菜類 ※根菜以外	毛豆、納豆、醃青菜、豆腐拌菜、燉菜泡湯、芝麻拌菜、蘿蔔泥拌菜、燙蔬菜（除根菜以外）、沙拉（佐不甜的醬汁）、醃海鮮、燒烤、香蒜鯷魚醬、蔬菜湯、味噌湯、燉菜湯、炒青菜、韓式醃菜、烤茄子、醃小黃瓜、歐風醃菜、義式燉茄子、烤蔬菜、錫箔烤香菇、香炒蒜菇、蔬菜棒、酪梨沙拉、炒蒟蒻、醃蒟蒻絲、海帶芽水藻、水雲、醋海帶芽等
點心	烤杏仁、澳洲堅果、榛果、胡桃、可可比例高的巧克力（含醣量較少）、昆布乾、起司（少量）、純優格、大豆棒（不甜）、寒天凍（配醋醬油）等
飲料	綠茶、烏龍茶、麥茶、礦泉水、蔬菜汁、無調整豆漿、椰子汁、椰奶等
酒類	燒酒（白酒、傳統燒酒）、威士忌、白蘭地、伏特加、琴酒、萊姆酒、特干葡萄酒等
調味料	豆瓣醬、麵汁（稀釋）、純番茄汁、沙拉醬、千島醬、美乃滋（全蛋及蛋黃類）、穀物醋、米醋、葡萄醋、蘋果醋等

食物中的醣量一覽表

一餐的醣分攝取量務必在 20 克以下！

參考下列清單，可幫助實踐生酮飲食法。

※表格中的食物為一餐分量中所含的醣量及熱量。

※備註欄中的「小」是小匙之意，「大」是大匙，「C」是 1 杯。

食品名稱	常用量 (g)	醣量 (g)	熱量 (kcal)	分量	每 100 克中的醣量	備註
米飯						
糙米飯	150	51.3	248	1 碗	34.2	
精白米飯	150	55.2	252	1 碗	36.8	
胚芽米飯	150	53.4	251	1 碗	35.6	
粥（精白米）	220	34.3	156	1 碗	15.6	
麻糬	50	24.8	118	1 塊	49.5	
紅豆飯	120	48.8	227	1 碗	40.7	
烤米棒	90	41.2	189	1 根	45.8	
麵包、麵類						
米粉	70	55.3	264	1 人份	79.0	
吐司	60	26.6	158	6 片裝的其中 1 片	44.4	1 斤約 360～400 克
法式麵包	30	16.4	84	1 塊	54.8	1 根等於 250 克
圓麵包	30	14.0	95	1 塊	46.6	即奶油圓麵包
牛角麵包	30	12.6	134	1 塊	42.1	
印度麵餅	80	36.5	210	1 片	45.6	
烏龍麵（水煮）	250	52.0	263	1 碗	20.8	
素麵	50	35.1	178	1 束	70.2	
中華麵（清蒸）	170	62.1	337	1 碗	36.5	
蕎麥麵（水煮）	170	40.8	224	1 碗	24.0	含 65% 的小麥粉
義大利麵（乾燥）	80	55.6	302	1 人份	69.5	
粉製品						
餃子皮	6	3.3	17	1 片	54.8	
燒賣皮	3	1.7	9	1 片	56.7	

食品名稱	常用量 (g)	醣量 (g)	熱量 (kcal)	分量	每 100 克中的醣量	備　註
玉米片	25	20.3	95	1 人份	81.2	
小麥粉（低筋）	9	6.6	33	1 大匙	73.4	1 小匙等於 3 克，1 杯等於 110 克
麵包粉（乾燥）	3	1.8	11	麵衣	59.4	1 小匙等於 1 克，1 大匙等於 3 克，1 杯等於 40 克

薯類、澱粉類

蒟蒻	50	0.1	3	1 餐份的關東煮	0.1	1 份約 250 克
番薯	60	17.5	79	1/3～1/4 顆	29.2	1 顆約 250 克
芋頭	50	5.4	29	中型的 1 顆	10.8	1 顆約 60 克
馬鈴薯	60	9.8	46	1/2 顆	16.3	1 顆約 130～150 克
薯條	50	14.7	119		29.3	
山藥	50	6.5	33	1/9 根	12.9	1 根約 500 克
太白粉	3	2.4	10	1 小匙等於 3 克	81.6	1 大匙約 9 克，1 杯約 130 克
粉絲	10	8.3	34	1 餐份的蔬菜拌粉絲	83.1	

豆類、大豆製品

豌豆	30	5.3	44		17.5	1 杯約 130 克
大豆（水煮）	50	1.4	90		2.7	
板豆腐	135	1.6	97	1/2 塊	1.2	1 塊約 270 克
細豆腐	135	2.3	76	1/2 塊	1.7	1 塊約 270 克
厚片油豆腐	135	0.3	203	1 大塊	0.2	
薄片油豆腐	30	0.4	116	1 片	1.4	
豆腐蔬菜餅	95	0.2	217	1 塊	0.2	
凍豆腐	20	0.8	106	1 塊	3.9	
黏稠納豆	50	2.7	100	1 盒	5.4	
碎納豆	50	2.3	97	1 盒	4.6	
豆渣	40	0.9	44	1 人份的豆渣炒菜	2.3	
無調整豆漿	210	6.1	97	1 罐	2.9	1 杯約 210 克
豆皮	30	1.0	69			3.3

食品名稱	常用量 (g)	醣量 (g)	熱量 (kcal)	分量	每 100 克中的醣量	備　註
果實類						
杏仁（油炸、調味）	50	5.2	303	35 粒	10.4	10 粒約 15 克
腰果（油炸、調味）	30	6.0	173	20 粒	20.0	10 粒約 15 克
銀杏（水煮）	10	3.2	17		32.3	
胡桃（炒的）	6	0.3	40	1 顆	4.2	1 顆約 6 克
椰奶	50	1.3	75	1/4 杯	2.6	
芝麻（乾燥）	3	0.2	17	1 小匙	7.6	1 小匙等於 3 克，1 大匙等於 9 克，1 杯等於 120 克
芝麻（炒的）	3	0.2	18	1 小匙	5.9	
開心果（油炒、調味）	40	4.7	246	40 顆	11.7	帶殼的 1 顆約 2 克
澳洲堅果（油炒、調味）	50	3.0	360		6.0	
落花生（炒的）	40	5.0	234	30 顆	12.4	帶殼的 1 顆約 2 克
奶油花生	40	4.5	237	40 顆	11.3	
蔬菜類						
蘆筍	30	0.6	7	粗的 1 根	2.1	
毛豆	50	1.9	68	1 餐份	3.8	帶皮的約 90 克
荷蘭豆	50	3.7	22	配菜	7.4	1 條約 10 克
岡羊栖菜	60	0.5	10	1 餐份	0.9	（水松菜）
秋葵	20	0.3	6	2 根	1.6	1 根等於 15 克
蕪菁（根）	50	1.6	10	小型的 1 顆	3.1	中型的 1 顆 60 克
西洋南瓜	50	8.6	46	5 公分大小 1 塊	17.1	1 顆等於 1～1.5 公斤
花椰菜	80	1.8	22	1 餐份	2.3	1 顆等於 350～500 克
高麗菜	50	1.7	12	中型的 1 顆	3.4	中型的 1 顆約 1 公斤
小黃瓜	50	1.0	7	半根	1.9	中型的 1 根約 100 克
牛蒡	60	5.8	39	1/3 根	9.7	中型的 1 根約 200 克
小松菜	80	0.4	11	1 人份	0.5	
獅子唐青椒	4	0.1	1	1 根	2.1	
生薑	20	0.9	6	1 片	4.5	1 塊等於 25 克
櫛瓜	100	1.5	14	半根	1.5	1 根等於 210 克
旱芹	50	0.9	8	半根	1.7	1 根等於 150 克
白蘿蔔	100	2.7	18	1 餐份	2.7	中型的 1 根等於 800 克～1 公斤
白蘿蔔絲	10	4.7	28	1 餐份	46.8	

食品名稱	常用量 (g)	醣量 (g)	熱量 (kcal)	分量	每 100 克中的醣量	備　註
洋蔥	100	7.2	37	1 餐份	7.2	中型的 1 顆等於 200 克
玉米	90	12.4	83	1/2 根	13.8	1 根等於 350 克
番茄	150	5.6	29	中型的 1 顆	3.7	
番茄（罐裝）	100	3.1	20	固態量	3.1	
番茄汁	180	5.9	31	1 杯	3.3	
茄子	80	2.3	18	1 餐份	2.9	1 根等於 90 克
紅蘿蔔	30	1.9	11	1 餐份	6.4	中型的 1 根約 150 克
大蒜	7	1.4	9	1 瓣	20.6	1 顆等於 55 克
白蔥	50	2.5	14	1 餐份	5.0	1 根等於 150 克
白菜	100	1.9	14	1 片菜葉	1.9	
青椒	25	0.7	6	1 顆	2.8	1 顆等於 30 克
青花菜	50	0.4	17	1 餐份	0.8	1 株 300 克
豆芽菜	40	0.5	6	1 餐份	1.3	
萵苣	20	0.3	2	1 餐份	1.7	
蓮藕	30	4.1	20	1 餐份	13.5	1 節等於 250 克

醃漬品

梅乾	10	1.9	10	1 顆	18.6	
蘿蔔乾	20	2.3	13	2 片	11.7	
泡菜	20	1.0	9	1 小盤	5.2	

水果類

酪梨	80	0.7	150	半顆	0.9	1 顆等於 230 克
草莓	75	5.3	26	5 顆	7.1	1 顆等於 15 克
柿子	100	14.3	60	半顆	14.3	1 顆等於 220 克
奇異果	120	13.2	64	1 顆	11.0	1 顆等於 150 克
葡萄柚	160	14.4	61	半顆	9.0	1 顆等於 450 克
國產櫻桃	60	8.4	36	10 顆	14.0	1 顆等於 7 克
西瓜	180	16.6	67	1/16 顆	9.2	1 顆約 5 公斤
梨子	120	12.5	52	中型的半顆	10.4	1 顆等於 280 克
西洋梨	120	15.0	65	中型的半顆	12.5	1 顆等於 280 克
鳳梨	180	21.4	92	半顆	11.9	1 顆等於 2 公斤
香蕉	100	21.4	86	1 根	21.4	1 根等於 160 克
葡萄	45	6.8	27	半串	15.2	1 串等於 110 克

食品名稱	常用量(g)	醣量(g)	熱量(kcal)	分量	每100克中的醣量	備　註
哈密瓜	100	9.8	42	1/4 顆	9.9	1 顆約 800 克
桃子	170	15.1	68	1 顆	8.9	1 顆等於 200 克
蘋果	100	13.1	54	半顆	13.1	1 顆等於 250 克
檸檬	60	4.6	32	半顆	7.6	1 顆等於 120 克
菇類						
金針菇	20	0.7	4	1 餐份	3.7	
生香菇	14	0.2	3	1 片	1.4	1 片等於 15 克
乾香菇	3	0.7	5	1 片	22.4	
鴻喜菇	20	0.2	3	1 餐份	1.1	
杏鮑菇	20	0.6	5	1 根	3.1	
灰樹花	20	0.0	3	1 餐份	0.0	
雙孢蘑菇	15	0.0	2	1 顆	0.0	
松茸	30	1.1	7	中型的 1 根	3.5	
海藻類						
羊栖菜	10	1.3	14	1 餐份	12.9	
乾燥海帶芽	2	0.1	3	1 餐份	6.2	
生海帶芽	20	0.4	3	1 餐份	2.0	
海帶芽水藻	50	0.0	6	1 餐份	0.0	
水雲	50	0.0	2	1 餐份	0.0	
乳製品						
牛奶	210	10.1	141	1 罐	4.8	1 小匙約 5 克，1 大匙約 15 克，1 杯約 210 克
低脂牛奶	210	11.6	97	1 罐	5.5	1 小匙約 5 克，1 大匙約 15 克，1 杯約 210 克
鮮奶油（含乳脂肪）	100	3.1	433	半包	3.1	
鮮奶油（含植物性脂肪）	100	2.9	392		2.9	
全脂無糖優格	100	4.9	62	1 餐份	4.9	
加工起司	20	0.3	68	1 公分厚起司塊	1.3	

食品名稱	常用量 (g)	醣量 (g)	熱量 (kcal)	分量	每 100 克中的醣量	備　註
調味料						
伍斯特醬	6	1.6	7	1 小匙	26.3	1 大匙約 18 克
中濃醬汁	6	1.8	8	1 小匙	29.8	1 大匙約 18 克
濃厚醬汁	6	1.8	8	1 小匙	29.9	1 大匙約 18 克
濃郁醬油	6	0.6	4	1 小匙	10.1	1 大匙約 18 克
固態法式清湯素	5	2.1	12	1 餐的使用量	41.8	
稀釋麵汁	100	8.7	44	1 餐份	8.7	
蠔油	6	1.1	6	1 小匙	18.1	1 小匙約 6 克，1 大匙約 18 克
番茄醬	5	1.3	6	1 小匙	25.6	1 大匙約 15 克
無油和風醬料	15	2.4	12	1 大匙	15.9	1 小匙約 5 克
沙拉醬	15	0.9	61	1 大匙	5.9	1 小匙約 5 克
千島醬	15	1.3	62	1 大匙	8.9	1 小匙約 5 克
美乃滋（全蛋型）	12	0.5	84	1 大匙	4.5	1 小匙約 4 克
美乃滋（蛋黃型）	12	0.2	80	1 大匙	1.7	1 小匙約 4 克
甜味噌	18	5.8	39	1 大匙	32.3	
淡色辣味噌	18	3.1	35	1 大匙	17.0	
紅色辣味噌	18	3.1	33	1 大匙	17.0	
咖哩塊	25	10.3	128	1 人分	41.0	
酒糟	20	3.7	45	1 餐份	18.6	
穀物醋	5	0.1	1	1 小匙	2.4	1 大匙約 15 克
米醋	5	0.4	2	1 小匙	7.4	1 大匙約 15 克
味醂	6	2.6	14	1 小匙	43.2	1 大匙約 18 克
酒類						
清酒	180	8.1	193	1 小瓶	4.5	
啤酒	353	10.9	141	1 罐等於 350 毫升	3.1	100 毫升約 100.8 克
發泡酒	353	12.7	159	1 罐等於 350 毫升	3.6	100 毫升約 100.9 克
白葡萄酒	100	2.0	73	高腳杯 1 杯	2.0	1 瓶約 720 毫升
紅葡萄酒	100	1.5	73	高腳杯 1 杯	1.5	1 瓶約 720 毫升
粉紅葡萄酒	100	4.0	77	高腳杯 1 杯	4.0	1 瓶約 720 毫升
紹興酒	50	2.6	64		5.1	
新式燒酒	180	0.0	371	1 小瓶	0.0	白酒

食品名稱	常用量 (g)	醣量 (g)	熱量 (kcal)	分量	每 100 克中的醣量	備　註
舊式燒酒	180	0.0	263	1 小瓶	0.0	正統燒酒
威士忌	30	0.0	71	1 杯	0.0	
白蘭地	30	0.0	71	1 杯	0.0	
伏特加	30	0.0	72	1 杯	0.0	
琴酒	30	0.0	85	1 杯	0.1	
萊姆酒	30	0.0	72	1 杯	0.1	
梅酒	30	6.2	47	1 杯	20.7	
肉類						
沙朗紅肉	100	0.4	317		0.4	
牛腰肉	100	0.3	223		0.3	
牛舌	50	0.1	135		0.1	
烤牛肉	50	0.5	98	2～3 片	0.9	
豬里肌紅肉	100	0.3	150		0.3	
豬腰紅肉	100	0.2	115		0.2	
培根	20	0.1	81	1 片	0.3	
香腸	20	0.6	64	1 根	3.0	
法蘭克福香腸	50	3.1	149	1 根	6.2	
烤豬	30	1.5	52	3 片	5.1	
帶皮雞腿肉	100	0.0	253		0.0	
雞胸肉	100	0.0	114		0.0	
蛋類						
雞蛋	50	0.2	76	1 顆	0.3	1 顆等於 60 克
皮蛋	68	0.0	146	1 顆	0.0	帶殼的 1 顆 80 克
海鮮和海鮮加工品						
烤竹筴魚片	65	0.1	109	1 片	0.1	
烤鰻魚	60	1.9	176	2 片	3.1	1 片等於 100 克
鰹魚	60	0.1	68	5 片生魚片	0.1	
鹽烤鮭魚	100	0.1	199	1 片	0.1	
秋刀魚	85	0.1	264	1 條	0.1	
鮪魚	60	0.1	211	5 片生魚片	0.1	1 條等於 120 克

食品名稱	常用量 (g)	醣量 (g)	熱量 (kcal)	分量	每 100 克中的醣量	備　註
牡蠣	15	0.7	9	廢棄 75%，帶殼的 1 顆 60 克	4.7	
蜆	30	1.3	15	1 碗味噌湯的分量	4.3	帶殼的 1 顆 60 克
醃魚內臟	20	1.3	23	1 大匙	6.5	帶殼的 1 顆 120 克
提煉製品						
蒸魚板	20	1.9	19	1 公分	9.7	1 條等於 200 克
蟹味魚板	20	1.8	18	1 條	9.2	
烤竹輪	20	2.7	24	1/4 根	13.5	1 根等於 90 克
魚餅	25	2.9	24	1/4 片	11.4	1 大片等於 100 克
炸魚餅	40	5.6	56	半片	13.9	1 片等於 75 克
魚肉香腸	40	5.0	64	半根	12.6	1 片等於 75 克

資料來源：《高雄醫院　江部醫師「限醣」減肥的 1 個月菜單》（講談社出版）

HealthTree
健康樹 健康樹系列 086

讓體脂肪及癌細胞消失的生酮飲食

只要多吃好肉及大量蔬菜、菇類，讓體內生酮，再難治的病都有康復機會

糖質制限+肉食でケトン体回路を回し健康的に痩せる! ケトジェニックダイエット

作　　者　齋藤糧三
譯　　者　葉廷昭
總 編 輯　何玉美
副總編輯　陳永芬
封面設計　張天薪
內文排版　菩薩蠻數位文化有限公司
日本製作團隊　構成　蓮見則子
　　　　　　　協力　名和裕寿（株式会社SDM）

出版發行　采實出版集團
行銷企劃　黃文慧・鍾惠鈞・陳詩婷
業務發行　林詩富・張世明・何學文・吳淑華・林坤蓉
印　　務　曾玉霞
會計行政　王雅蕙・李韶婉
法律顧問　第一國際法律事務所　余淑杏律師
電子信箱　acme@acmebook.com.tw
采實粉絲團　http://www.facebook.com/acmebook

I S B N　978-986-94528-2-3
定　　價　320 元
初版一刷　2017 年 4 月
劃撥帳號　50148859
劃撥戶名　采實文化事業有限公司
　　　　　104 台北市中山區建國北路二段 92 號 9 樓
　　　　　電話：02-2518-5198
　　　　　傳真：02-2518-2098

國家圖書館出版品預行編目資料

讓體脂肪及癌細胞消失的生酮飲食 / 齋藤糧三著 ; 葉廷昭譯. -- 初版. -- 臺北市 : 采實文化, 2017.04
面； 公分.
譯自 : 糖質制限+肉食でケトン体回路を回し健康的に痩せる! ケトジェニックダイエット
ISBN 978-986-94528-2-3(平裝)
1.健康飲食　2.減重

411.3　　106003419

采實出版集團
ACME PUBLISHING GROUP